国家卫生健康委医药卫生科技发展研究中心
项目管理报告系列丛书

国家重点研发计划
生殖健康及重大出生缺陷防控研究重点专项
年度报告 2017

贺晓慧◎主编

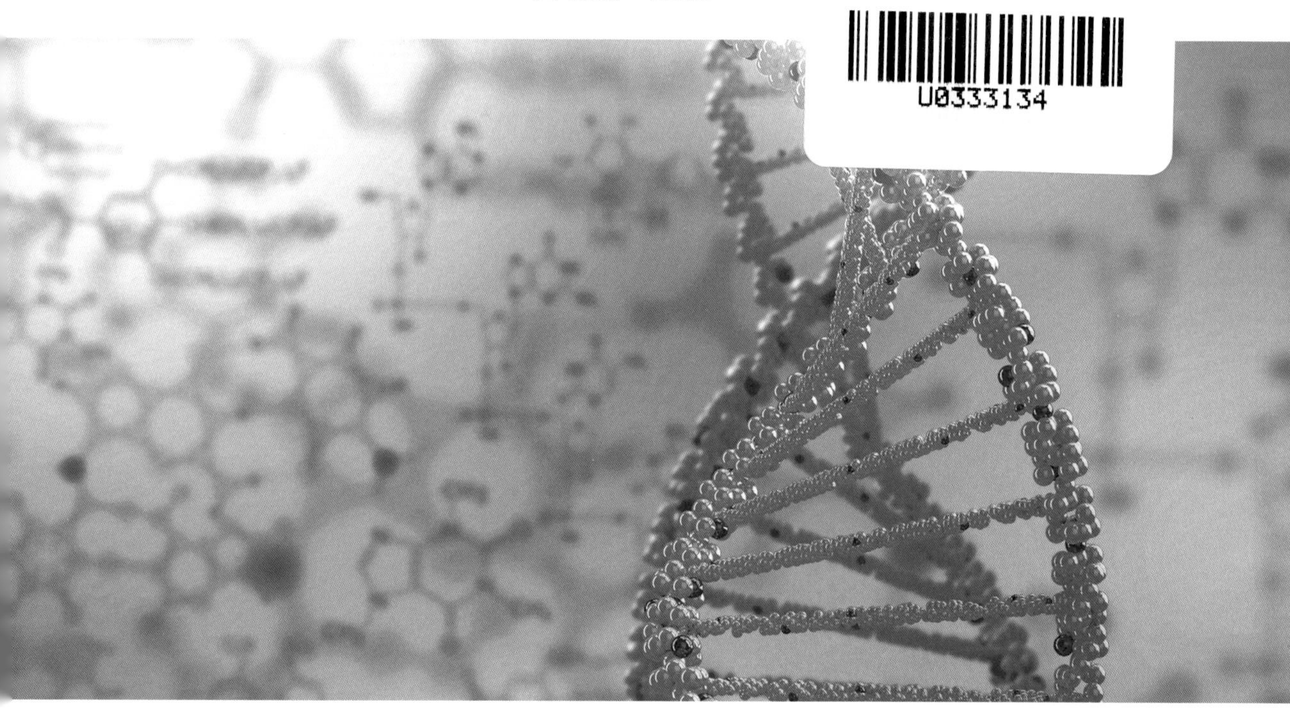

科学技术文献出版社
SCIENTIFIC AND TECHNICAL DOCUMENTATION PRESS
·北京·

图书在版编目（CIP）数据

国家重点研发计划生殖健康及重大出生缺陷防控研究重点专项年度报告. 2017 / 贺晓慧主编. —北京：科学技术文献出版社，2019.1
ISBN 978-7-5189-5111-6

Ⅰ. ①国… Ⅱ. ①贺… Ⅲ. ①生殖健康—研究报告—中国—2017 ②先天性畸形—新生儿疾病—预防（卫生）—研究报告—中国—2017 Ⅳ. ① R169 ② R726.2

中国版本图书馆 CIP 数据核字（2019）第 004200 号

国家重点研发计划生殖健康及重大出生缺陷防控研究重点专项年度报告（2017）

策划编辑：丁芳宇　　责任编辑：杨瑞萍　张　红　　责任校对：文　浩　　责任出版：张志平

出 版 者　科学技术文献出版社
地　　址　北京市复兴路15号　邮编 100038
编 务 部　(010) 58882938，58882087（传真）
发 行 部　(010) 58882868，58882870（传真）
邮 购 部　(010) 58882873
官方网址　www.stdp.com.cn
发 行 者　科学技术文献出版社发行　全国各地新华书店经销
印 刷 者　北京地大彩印有限公司
版　　次　2019 年 1 月第 1 版　2019 年 1 月第 1 次印刷
开　　本　787×1092　1/16
字　　数　143千
印　　张　8.75
书　　号　ISBN 978-7-5189-5111-6
定　　价　88.00元

《国家重点研发计划生殖健康及重大出生缺陷防控研究重点专项年度报告（2017）》

编委会

前 言

中国特色社会主义进入新时代，中国人口健康事业也开启全新的篇章。为全面提升中国生殖疾病和出生缺陷防控科技水平，有力保障健康生育，提高出生人口素质，国家重点研发计划设置“生殖健康及重大出生缺陷防控研究”重点专项。国家卫生健康委医药卫生科技发展研究中心（以下简称“中心”）作为国家科技计划项目管理专业机构负责该专项的具体管理工作。为全面总结各立项项目的研究进展，及时反映专项实施以来管理与研发进展的全貌，我中心组织编制《国家重点研发计划生殖健康及重大出生缺陷防控研究重点专项年度报告》。本报告是专项组织实施及科技研发进展情况的年度报告，旨在系统介绍专项任务部署与组织实施状况。

《国家重点研发计划生殖健康及重大出生缺陷防控研究重点专项年度报告（2017）》是系列报告的第一卷。生殖健康及重大出生缺陷防控研究专项于2016年正式启动，首批立项项目涉及“建立和完善中国人群育龄人口队列和出生人口队列”“开展生殖健康与出生缺陷相关疾病发病机制研究”“实现出生缺陷出生前阻断的前沿技术突破，研发出生缺陷和遗传病治疗新技术新产品”3个重点任务，共立项项目9项，国拨经费总计3.6亿元。除1个项目需进一步论证完善于2018年启动外，其余8个项目于2017年都已陆续启动，并开始项目的研发工作。在各参与主体的共同努力下，专项取得了一定的阶段性成果，显示了良好的发展潜力。本卷反映了首批立项项目的管理与研究进展。

本卷一共由四章构成：第一章介绍年度重点专项执行概况；第二章介绍专项研究进展与国际比较；第三章是代表性成果介绍和宣传；第四章结合项目管理与研究情况提出相关建议。

专项各项工作的顺利开展离不开上级领导部门的大力支持和项目承担单位的通力配合，离不开项目有关科研人员、管理人员的辛勤付出，我们希望借发布本报告的机会，向所有关心和支持国家重点研发计划“生殖健康及重大出生缺陷防控研究”重点专项的领导、专家和有关人士表示真诚的谢意！

编　者

2018 年 12 月

目　录

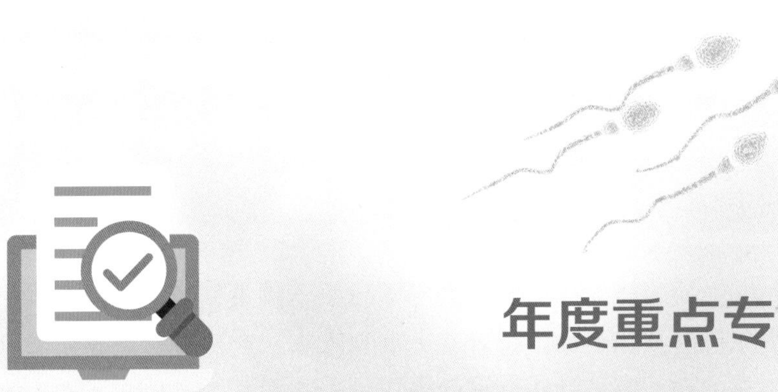

第一章 年度重点专项执行概况

本章主要介绍生殖健康及重大出生缺陷防控研究重点专项的基本情况，首批立项项目任务部署与成果产出情况，项目全流程管理工作等内容。

第一节 专项总体情况

一、专项总体目标

"生殖健康及重大出生缺陷防控研究"重点专项（以下简称"专项"）聚焦中国生殖健康领域的突出问题。建立覆盖全国的育龄人口和出生人口队列，对生殖健康相关疾病、出生缺陷发生和辅助生殖技术进行重点监控，并在此基础上，开展高质量临床研究；建立国家级具有战略性、公益性的生殖健康和重大出生缺陷生物信息和样本资源库；形成以揭示影响人类生殖、妊娠结局及生命早期发育的因素为目的的科学研究，以期更好地认识生殖障碍、妊娠并发症和不良妊娠结局的病因；重点技术突破聚焦于遗传疾病着床前遗传学诊断、无创产前诊断技术、胎儿宫内治疗技术、线粒体病等遗传缺陷性疾病的早期诊断和阻断，预防和阻断出生缺陷发生；建立中国重大出生缺陷疾病防治的全链条研发体系，进行人口大省的示范和推广；研发出 4 ～ 5 种避孕节育、防治不孕不育的适宜技术、7 ～ 8 种新产品及相应标准规范；建立适宜中国人群且经济有效的生殖健康相关疾病预警、早期筛查、诊断、治疗的综合防治示范应用平台；开展辅助生殖技术新方法的适应证和安全性评估的相关研究，制定相关伦理、法规和政策。从整体上提升中国生殖疾病和出生缺陷防控科技水平，为提高生殖健康水平，稳定生育水平，降低中国重大出生缺陷发生率、患病率、致残率和死亡率，提高出生人口素质提供科技支撑。

二、专项主要研究内容

“生殖健康及重大出生缺陷防控研究”重点专项按照全链条创新设计、一体化组织实施的原则，围绕项目的总体目标，设置了人群和临床队列研究、重大疾病基础研究、前沿技术和产品创新、研发转化体系建立、应用示范和评价研究5个方面主要任务。

（一）人群和临床队列研究

建立覆盖全国主要地区的出生人口队列和辅助生殖人群队列，重点监控生殖疾病临床队列、辅助生殖技术、出生缺陷，建立临床资料和生物样本库。开展高质量临床研究，阐明生殖健康与出生缺陷相关主要疾病病因。

基于中国大量的生殖生育临床资源，建立“中国生育障碍临床队列”“中国出生队列”等研究队列，完善统一标准、规范管理的数据库和生殖资源样本库，建立中国人群生殖相关疾病谱，对影响生殖健康的各种致病因素、临床诊疗、妊娠结局及母体和子代健康进行多环节、多因素分析，明确中国生殖疾病和不良妊娠结局的发病特征和高危因素，评估现行技术的安全性和适用性，制定符合中国人群特点的规范化诊断标准和临床路径。结合流行病学与分子遗传学等现代分子生物学技术，开展出生缺陷与遗传、代谢、心理与社会因素、环境、行为和营养等影响因素的关系及致病机制相关研究，探索基因易感性和基因与环境的交互作用，提出具有相对特异性的出生缺陷防治措施，最终降低中国出生缺陷发生率。

（二）重大疾病基础研究

开展生殖规律和生殖重大理论基础研究，揭示影响生殖、生命早期发育及妊娠结局的关键分子事件和规律。了解人类生殖障碍、不良妊娠发生的分子机制，发现新的诊断和治疗靶点。

在配子发生、发育调控图谱、胚胎发育、组织器官发育与再生调控等领域取得一些重大突破，揭示一些重大规律，提出新的理论。解析疾病与生殖细胞发生缺陷的相关机制；分析环境、遗传、代谢、表观遗传、心理与社会因素在不孕不育、出生缺陷等生殖重大疾病发病中的作用，揭示影响人类生命早期发育及妊娠结局的关键分子事件，了解生殖障碍、不良妊娠结局的病因，发现新的诊断和治疗靶点。

（三）前沿技术和产品创新

实现出生缺陷出生前阻断的前沿技术突破，研发辅助生殖新技术，建立避孕药具研发和不孕不育防治技术平台。

围绕出生缺陷三级防治体系，研发出生缺陷风险预测与预警、筛查，诊断、治疗的相关技术、方法和产品；完善单基因病和染色体非整倍体疾病的无创产前诊断技术；进一步扩展遗传疾病检测病种范围，与发达国家接轨；研制高通量、自动化、准确、廉价的遗传病产前筛查，诊断高技术平台及其临床应用规范体系；加强胎儿宫内治疗新技术的开发，加强并扩大胎儿镜在胎儿遗传性疾病的诊断及发育异常胎儿检查及治疗中的应用；开发治疗常见遗传病的孤儿药和伴随诊断产品。

（四）建立研发转化体系

建立中国生殖疾病和出生缺陷防治的全链条研发体系。

建立覆盖全国的生殖疾病和出生缺陷监测防控网络、注册登记系统和临床与研究中心网络三大骨干网络;基于中国遗传病、代谢性疾病的发病现状和流行病学特征，提出有效预防策略，减少甚至阻断疾病的垂直传播;完善临床指南、路径和技术标准;采用现代信息技术，建立出生缺陷三级防控协同网络，充分利用妇幼计生服务体系，实现全国大规模应用，通过临床大数据分析，制定符合中国特点的出生缺陷防控策略，并协助政府职能部门建立相关伦理、政策、法规，提出预防生殖障碍、不良妊娠结局的公共卫生政策，提高中国人口生育力，改善生育结局。

（五）开展应用示范和评价研究

开展提高生殖健康水平和降低出生缺陷的应用示范和评价研究。

依托国家妇产疾病临床研究中心和协同创新网络、三级防控协同网络，建立临床示范基地，推进生殖疾病和出生缺陷防治高新技术转移科技示范，开展基于大数据的重大出生缺陷风险预测与预警，高效无创进行出生缺陷产前筛查与诊断，出生后早期筛查、检测及诊断，治疗关键技术和新产品的示范应用研究；开展生殖健康相关疾病预警、早期筛查、诊断、治疗示范应用研究，对常见生殖疾病患者按研究结果进行示范治疗，并将成果推广；评估其对生殖疾病和出生缺陷的规范化诊疗水平、诊疗费用、患者负担等方面的综合效果；推广实现大规模临床应用，推动中国出生缺陷早期筛查相关产业的发展，降低出生缺陷患儿分娩率，提高出生人口素质。

三、实施方案任务分解情况

专项围绕人群和临床队列研究、重大疾病基础研究、前沿技术和产品创新、研发转化体系建立、应用示范和评价研究 5 个方面共部署 45 个项目，其中人群和临床队列研究 10 个，基础研究 19 个，重大共性关键技术 13 个，研发转化体系 2 个，应用示范 1 个。按照全链条设计、一体化实施的要求，2016 年、2017 年重点部署临床和基础研究类、重大共性关键技术类项目，2018 年重点部署平台体系研发和应用示范类项目。

2016 年部署 9 个研究项目，其中临床相关研究 5 个、基础研究 1 个、重大共性关键技术 3 个，内容涵盖了建立覆盖全国的出生人口队列，建立辅助生殖人群及子代队列，建立国家级生殖样本资源库和数据信息库，高龄妊娠期并发症防治策略，常见重大出生缺陷防治策略，人类配子发生、成熟障碍与胚胎停育的机制研究，研发国产化无创产前筛查诊断技术，重症出生缺陷治疗新产品，避孕节育新药具等方面（详见附录一《“生殖健康及重大出生缺陷防控研究”重点专项 2016 年度申报指南》）。

第二节　首批立项项目概况

一、项目安排

按照 2016 年指南，拟立项 9 项，指南 1.1 方向项目根据科技部立项合规性审核意见和专家论证意见进入调整程序，目前已完成调整立项程序。首批立项项目基本情况见表 1-1。

表 1-1　2016 年立项项目基本情况

项目编号	项目名称	项目牵头单位	负责人
2016YFC1000100	建立出生人口队列　开展重大出生缺陷风险研究	首都医科大学北京妇产医院	阴赪宏
2016YFC1000200	中国人群辅助生殖人口及子代队列建立与应用基础研究	南京医科大学	沈洪兵
2016YFC1000300	生殖遗传资源和生殖健康大数据平台建设与应用示范	国家卫生计生委科学技术研究所	马旭
2016YFC1000400	高龄产妇妊娠期并发症防治策略研究	北京大学	赵扬玉
2016YFC1000500	中国人群重大出生缺陷的成因、机制和早期干预	复旦大学附属儿科医院	黄国英
2016YFC1000600	人类配子发生、成熟障碍与胚胎停育的分子机制	中国科学技术大学	史庆华
2016YFC1000700	常见单基因病及基因组病无创产前筛查及诊断技术平台研发及规范化应用体系建立	中国人民解放军总医院	戴朴
2016YFC1000800	出生缺陷组织器官再生修复产品的研发	中国科学院遗传与发育生物学研究所	戴建武
2016YFC1000900	避孕节育及兼有治疗作用的新药具研发	中国医学科学院药物研究所	吕扬

二、经费投入

中央财政拨款共计 3.6 亿元。截至 2017 年年底，各项目已完成 70% 以上的国拨经费拨付工作。

三、人员投入

据不完全统计，“生殖健康及重大出生缺陷防控研究”重点专项首批立项项目的科研人员约 947 人，其中 45 岁以上的 271 人，35 ～ 45 岁的 353 人，35 岁以下的 323 人（图 1-1）。

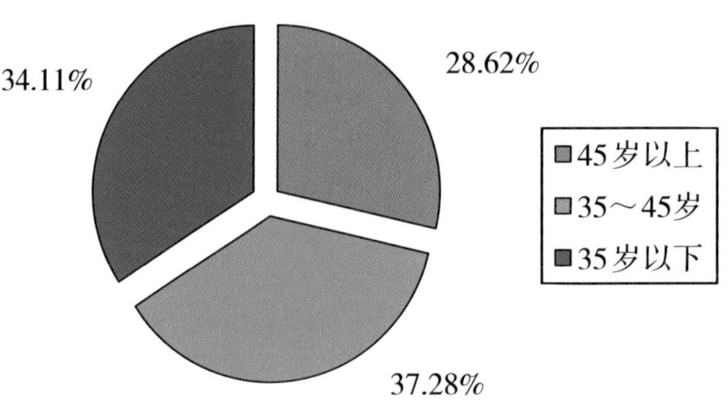

图 1-1　2016 年项目参与人员年龄分布

项目参与人员中正高级职称 241 人，副高级职称 193 人，中级职称 211 人，初级职称 83 人，其他人员 219 人（图 1-2）。

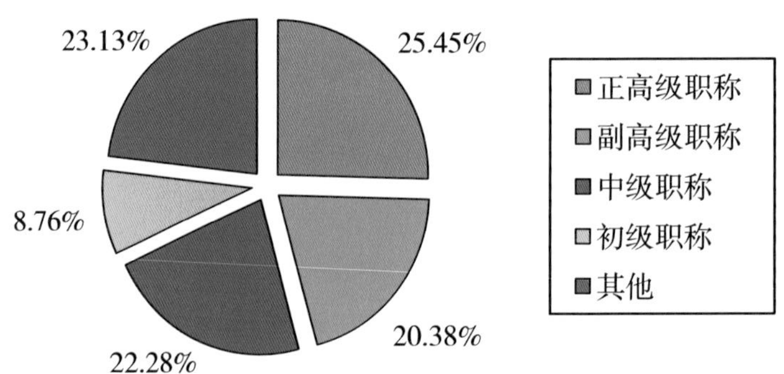

图 1-2　2016 年项目参与人员职称分布

项目参与人员中博士学位 463 人，硕士学位 266 人，学士学位 207 人，其他人员 11 人（图 1-3）。

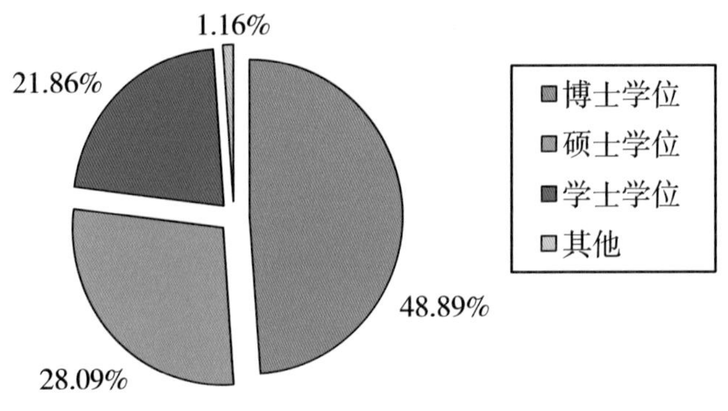

图 1-3　2016 年项目参与人员学位分布

第三节　首批立项项目产出情况

据不完全统计，“生殖健康及重大出生缺陷防控研究”重点专项首批立项项目（不含指南 1.1 方向项目）成果丰硕。已出版专著 3 部，发表论文 180 余篇；申请专利 23 件，获得授权发明专利 10 件；获得省部级以上奖励 3 项（表 1–2）（详见附录二《首批立项项目部分产出情况》）。

表 1–2　首批立项项目成果产出情况统计（指南 1.1 方向项目除外）

项目编号	出版专著（部）	发表论文（篇）		专利（件）		获得奖励（项）	
		国外发表	国内发表	申请专利	授权专利	国家级	省部级
2016YFC1000200	0	5	2	0	0	0	0
2016YFC1000300	1	12	0	8	0	0	0
2016YFC1000400	1	15	32	0	0	0	0
2016YFC1000500	0	35	0	2	3	0	0
2016YFC1000600	0	31	0	0	0	0	0
2016YFC1000700	1	11	2	0	0	0	0
2016YFC1000800	0	5	0	0	2	0	0
2016YFC1000900	0	19	18	13	5	0	3
合计	3	133	54	23	10	0	3

第四节　项目全流程管理工作

一、组织专项概算编报并参与年度指南编制

组织专项实施方案编制专家和财务专家，分解实施方案的研究任务和具体研究目标，确保研究内容与考核目标相对应、考核目标与时间进度相匹配，并在此基础上研究提出概算需求。概算实行三级概算制，按专项、任务和子任务 3 个层次编制，

充分权衡和考虑任务的资金来源、全时人年、研究内容、研究阶段、分年度、经费支出等因素，按照任务相关性、配置适当性和经济合理性的总体原则进行编制。充分利用前期国家在生殖健康、出生缺陷防控等相关领域的工作基础、人才梯队和条件保障，避免专项内部、专项之间及专项与其他渠道任务和经费之间的不必要交叉重复，切实提高国拨资金的使用效益。2016年组织编制的专项概算，财政部最终批复7.07亿元，其中2016年安排国拨经费1.31亿元，2017年安排国拨经费2.75亿元；2017年组织编制的专项增补任务概算，财政部最终批复4.82亿元。专项“十三五”阶段合计获批国拨经费概算11.89亿元，为中国生殖健康及重大出生缺陷防控研究事业的发展提供了有力的资金支持。

专项指南根据实施方案及概算的总体设计分年度进行编制，由科技部专业司局组织进行，各相关单位参与。专项2016年度指南共部署9个二级指南方向，安排国拨经费3.6亿元。指南发布前，专项根据实施方案的研究内容及具体目标，重点考虑专项概算的中央财政资金支持强度、期限等因素，对指南提出意见和建议，进一步加强年度指南的科学性。

二、项目评审专家遴选

为保证项目评审过程的公平，参与评审的专家均根据既定规则从国家科技专家库中随机抽取产生。国家科技专家库在库专家包括覆盖全行业、全领域的副高级职称以上专家约8万人，自填研究方向关键词范围较大，且标准化程度不高，难以在保证随机抽取的前提下，精准定位小同行专家。为此，根据年度指南的要求，在充分征集指南编制专家意见的基础上，对专家库中符合年度指南评审要求的专家进行遴选，并对入库专家的研究方向关键词进行整合优化。

评审专家遴选工作在科技部原创新发展司的推动下完成，并充分征求指南编制专家的意见。在专项各参与部门推荐的基础上，我中心根据年度指南研究内容和考核指标中提炼的关键词，在国家科技项目评审专家库中遴选符合条件的评审专家（图1-4）。汇总整理并剔除重复及研究方向明显不符合评审需求的专家后，为每位专家加注符合年度指南项目评审的专家抽取关键词，并原则上保证每个抽取关键词下有不少于50位专家，形成专项年度项目评审专家总名单并报送科技部专业司局审核。审核通过后由信息系统管理部门完成评审专家抽取关键词的线上标注工作。

截至2017年年底，专项共精准遴选大小同行专家共计1328人，在专项2016

年度项目的评审工作中发挥了重要的咨询评议作用，遴选了一批优势项目，为专项“十三五”任务目标的达成奠定了基础。

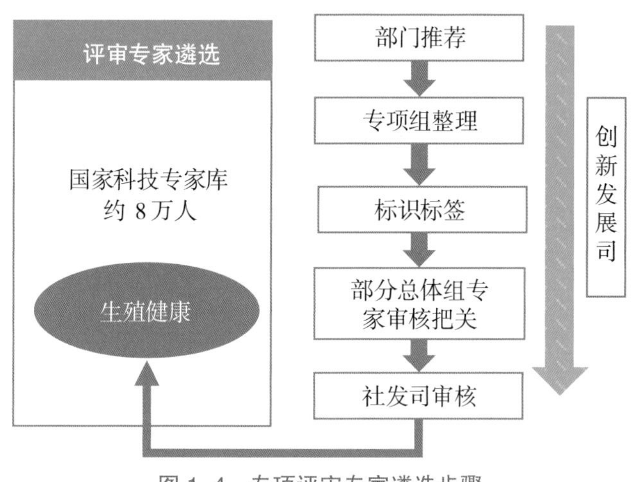

图 1-4 专项评审专家遴选步骤

三、项目申报受理

制定年度项目评审工作方案，明确评审原则、方式、流程等内容报送科技部备案，并于指南发布后根据既定工作方案受理和组织项目评审工作（图 1-5）。专项 2016 年度指南于 2016 年 3 月 10 日发布。

（一）预申报书受理

指南发布后（图 1-6），我中心配备项目管理专员通过指南公布的申报受理电话，进行申报有关问题的答疑工作。

申报单位按要求通过国家科技管理信息系统公共服务平台网上填报 3000 字左右的预申报书，说明申报项目的主要团队成员组成、研究目标和考核指标，简要说明创新思路、技术路线和研究基础，提交联合申报协议等相关附件材料。专项以网上填报的申报书作为后续形式审查、项目评审的依据。2016 年度共收到 9 个二级指南方向的 50 个申报项目。

网上申报截止后，根据信息系统推送的项目申报情况，编制了申报书接收记录表，并完成纸质版申报书的接收记录工作，详细填写了项目负责人、申报单位、申报指

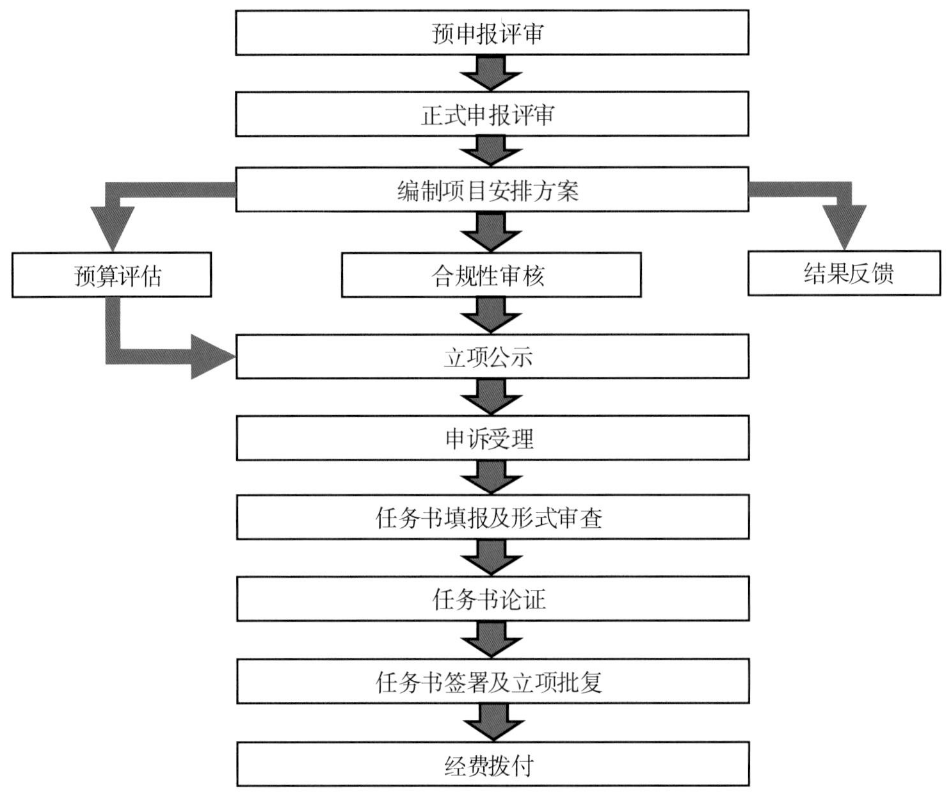

图 1–5　专项立项工作流程

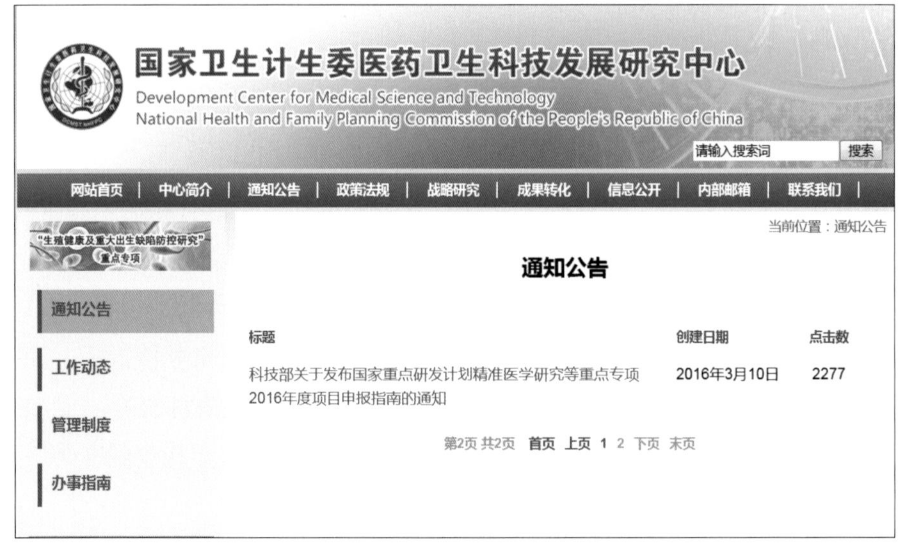

图 1–6　指南发布网页截图

南方向、接收时间、移交人、移交人联系电话等相关信息，并由负责接收的工作人员签字确认。

（二）预申报书形式审查

专项安排 2 人进行预申报书的审核工作。其中第一形式审查人对项目申报书进行形式审查，给出形式审查意见，在《形式审查表》中签字确认；另一名工作人员作为复核人对已进行形式审查的项目进行复核，给予复核意见，并在形式审查表中签字确认。第一形式审查人和复核人意见不统一时进行双人核对再次统一意见，出现疑问则请示专项主管处长审核确认。最后对形式审查意见进行汇总，汇总表格由专项主管处长审核签字确认，逐级上报中心领导审定后，通过信息系统向项目申报者反馈形式审查结果，并报送科技部备案。经统计，本年度预申报阶段通过形式审查的申报项目为 43 项，未通过 7 项，其中 3 项因未提交纸质版预申报材料，4 项因涉及限项、超项等问题未能通过形式审查。

（三）预评审专家抽取及评审

根据有关文件要求，项目申报数超过拟支持立项数 4 倍以上的指南方向需通过预评审遴选项目进入正式评审阶段。本年度指南方向“1.5 常见重大出生缺陷病因学及早期预防策略研究”“2.1 人类配子发生、成熟障碍与胚胎停育的分子机制”“3.1 出生缺陷无创产前筛查诊断新技术新产品研发”的申报项目数量分别为 11 项、5 项和 10 项，专项组织了针对以上 3 个指南方向申报项目的预评审工作。根据指南方向分 3 组，每组抽取不少于 5 位评审专家对项目进行择优遴选，评审专家抽取工作依托专项国家科技专家库，根据申报指南及评审工作方案，制定预评审专家抽取方案。在科技部、原卫生计生委和专业机构内部监督部门的监督下，通过国家科技管理信息系统专项管理平台，严格按照既定抽取方案，由非本专项管理人员随机抽取符合预评审条件的评审专家和备选专家。经邮件和电话通知确认，最终指南方向 1.5 有 7 位评审专家、指南方向 2.1 和 3.1 分别有 6 位评审专家符合评审条件并可按期参与项目评审工作，随后在评审工作开始前于网上公示评审专家名单。专家抽取严格执行回避制度，实施方案编制专家、指南编制专家、专项咨评委专家、参评项目的各级参与单位在职人员等存在重大利益关系人员均不得参与相关项目的评审工作。

预申报评审采取会议评审形式，评审专家在评审前签署诚信承诺书和回避表零报告，独立对项目预申报书进行评审，填写评分系统固化的“国家重点研发计划项目预评审表格”，并签字确认。统计建议通过评审票数，按照指南方向，对项目以建议通过评审票数从高到低进行排序形成评审结果排序表报中心领导审核。根据指南各方向的拟支持项目数，结合评审结果排序，遴选出进入正式申报书评审阶段的项目，同时对未通过预评审的项目，通过信息系统进行评审结果反馈。专项 2016 年度进入正式评审阶段项目共计 29 项，其中直接进入 17 项，通过预评审进入 12 项。

（四）正式申报书受理及形式审查

正式申报书受理与形式审查程序类似于预申报书受理与形式审查。除对申报项目有关单位和人员的申报资格继续严格审查外，还对正式申报书与预申报书的一致性进行审核。正式申报仍需通过信息系统进行，专项工作人员详细登记有关信息，并仍采取第一形式审查人审核、第二形式审查人复核的方式进行申报书审查，将有关形式审查问题记录备案，并通知相关项目牵头单位进入正式申报阶段项目共 29 项，其中 1 项经确认放弃申报，最终受理正式申报项目 28 项。根据年度指南的研究内容及项目具体申报情况，正式申报项目评审分 2 组进行。评审专家抽取前，根据各评审分组所含指南方向研究内容和考核指标的要求，制定专家抽取方案，并在具体抽取工作中严格遵照执行。专家抽取流程及相关要求与预评审相同。经过邮件和电话确认，最终第一组和第二组各有 16 位评审专家符合评审条件并可按期参与项目评审工作，随后在评审工作开始前于网上公示评审专家名单。其中，第一组的一位评审专家于公示后主动提出回避，根据评审工作方案的要求，按照抽取顺序增补一位备选专家作为该评审分组的正式评审专家。

正式评审采取视频答辩方式进行。评审期间，不设专家组组长，仅按照专家抽取顺序轮流作为答辩评审现场的主持人，负责评审过程中与答辩人沟通、起止答辩及组织提问等基本事宜。评审不安排讨论环节，不提出引导性问题。评审专家在审阅申报书及听取申报人答辩的基础上，独立在线完成打分、投票。国家科技管理信息系统根据专家投票和打分情况，首先根据同意立项票数高低排序，票数相同时根据每个申报项目的平均分排序。

（五）报送评审结果，进行立项公示

根据科技部有关文件的要求和年度项目评审结果，将 2016 年度指南部署的 9 个指南方向各自评审排名第一的 9 个项目作为 2016 年度拟立项项目，报中心领导审核通过后，编制项目立项安排方案报送科技部有关司局审核，并对拟立项项目的项目

负责人、申报单位和项目研究经费等信息进行公示，于公示期间，受理申报单位及有关人员的申诉（图 1–7 和表 1–3）。

国家卫生计生委医药卫生科技发展研究中心
Development Center for Medical Science and Technology
National Health and Family Planning Commission of the People's Republic of China
请输入搜索词
网站首页 | 中心简介 | 通知公告 | 政策法规 | 战略研究 | 成果转化 | 信息公开 | 内部邮箱 | 联系我们
"生殖健康及重大出生缺陷防控研究"重点专项
当前位置：通知公
通知公告
通知公告
工作动态
管理制度
办事指南
标题 创建日期 点击数
"生殖健康及重大出生缺陷防控研究"重点专项2018年度定向项目视频答辩评审专家名单公示 2018年4月23日 194
关于召开"生殖健康及重大出生缺陷防控研究"重点专项2018年度定向项目视频答辩评审会的通知 2018年4月06日 260
关于填报"生殖健康及重大出生缺"陷防控研究重点专项2018年度项目正式申报书（含预算申报书）的通知 2018年4月06日 125
关于国家重点研发计划"生殖健康及重大出生缺陷防控研究"重点专项2017年度申报项目视频答辩评审会的通知 2017年4月10日 5862
关于填报"生殖健康及重大出生缺陷防控研究"重点专项2017年度项目正式申报书（含预算申报书）的通知 2017年1月18日 8741
关于推送"生殖健康及重大出生缺陷防控研究"重点专项2017年度项目预申报书评审结果的通知 2017年1月10日 8954
关于重点研发计划"生殖健康及重大出生缺陷防控研究" 2016年度项目视频答辩评审相关事项的通知 2016年5月30日 6296
关于"生殖健康及重大出生缺陷防控研究"重点专项进入答辩评审项目填报项目申报书（含预算申报）的通知 2016年5月05日 2475
国家重点研发计划"生殖健康及重大出生缺陷防控研究"重点专项2016年度项目预申报书形式审查工作结束 2016年4月27日 2275
"生殖健康及重大出生缺陷防控研究"重点专项进入视频答辩评审项目清单 2016年4月27日 2554
DCMST NHFPC

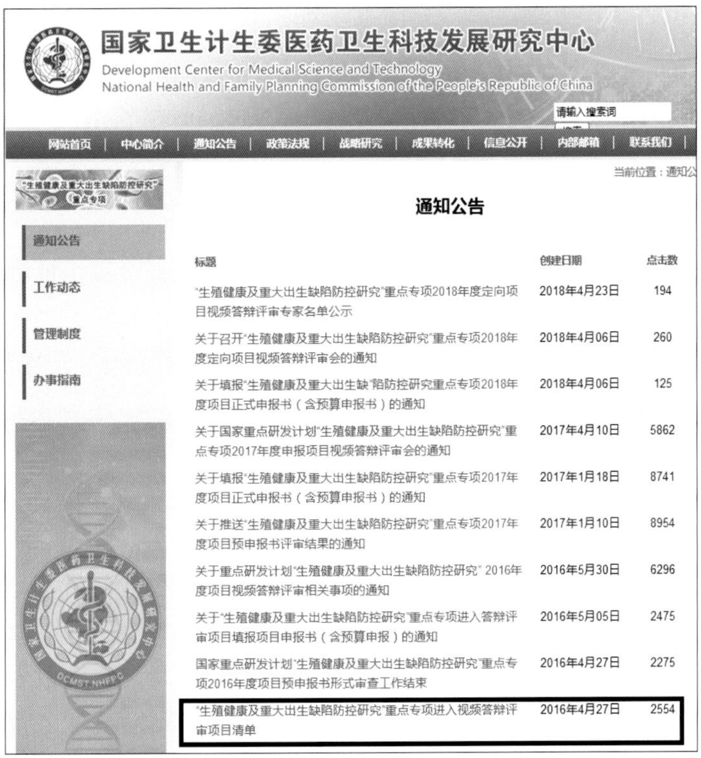

图 1–7　进入视频答辩项目名单公示网页截图

表 1–3　申诉处理流程及各环节责任主体

序号	主要流程	时间要求	责任主体
1	通过国家科技计划项目管理信息系统提交申诉要求，同时提交书面申诉材料	收到相关过程管理结果反馈后 5 个工作日内或相关结果公示期内	申诉单位
2	及时反馈是否受理申诉要求	原则上接到申诉申请的 5 个工作日内	卫生健康委科技发展中心规划与监督处
3	依据有关文件要求完成申诉审查和处理	受理申诉申请的 15 个工作日内	卫生健康委科技发展中心规划与监督处
4	通过国家科技计划项目管理信息系统和正式函 2 种方式向申诉单位反馈审查结论	原则上受理申诉申请的 15 个工作日内	卫生健康委科技发展中心规划与监督处

（六）开展拟立项项目论证调整

根据指南相关要求，专项 2016 年度项目经正式评审共产生拟立项项目 9 项，科技部专业司局组织指南编制专家、专项参与部门及其推荐的专家委员会专家对上报的年度拟立项项目进行针对项目立项程序规范性和拟立项项目与指南相符性等方面的审核，并形成审核意见反馈我中心。根据审核意见，专项 2016 年度除指南方向 1.1 的拟立项项目需进行项目团队和研究内容的调整外，其他 8 个指南方向的 8 项拟立项项目通过立项合规性审核进入后续立项程序。

专项组织指南编制专家和小同行专家召开年度拟立项项目论证会，专家针对拟立项项目的研究内容、研究团队、考核指标和与指南任务落实关联性等关键问题进行研讨论证，特别针对指南方向 1.1 项目进行了深入研究和讨论，提出初步调整方案，经过 4 轮反复的研讨和论证，最终于 2017 年敲定该项目的实施方案并完成项目立项程序。

（七）项目任务书签署

组织 8 项年度拟立项项目通过信息系统填报项目任务书，并进行任务书的形式审查。项目任务书以项目申报书和专家评审意见为依据，突出绩效管理，明确考核目标、考核指标、考核方式方法，是项目过程管理和验收的重要依据，对签订各方具有法律约束力。根据《国家重点研发计划管理暂行办法》和《国家重点研发计划资金管理办法》的要求，项目的过程管理和验收涉及项目级对课题级的管理和验收及专业机构对整个项目的管理和验收，因此，项目立项前签署权责关系明确的高质量任务书是项目顺利实施和任务目标按期达成的重要保证。据此，我中心对项目及课题任务书严格把关，从任务书形式、内容、附件材料提交等方面细化要求，进一步提高任务书签订质量。

（八）下达立项批复和预算批复

任务书签订后，通过专项经费拨付系统向 8 项年度立项项目的牵头单位拨付 2016 年度研究经费，同时以公函的形式向立项项目牵头单位发送立项批复和预算批复函（图 1–8）。2016 年度完成立项程序的 8 项立项项目预算总额为 3 亿元，其中当年拨付经费 1.0523 亿元。

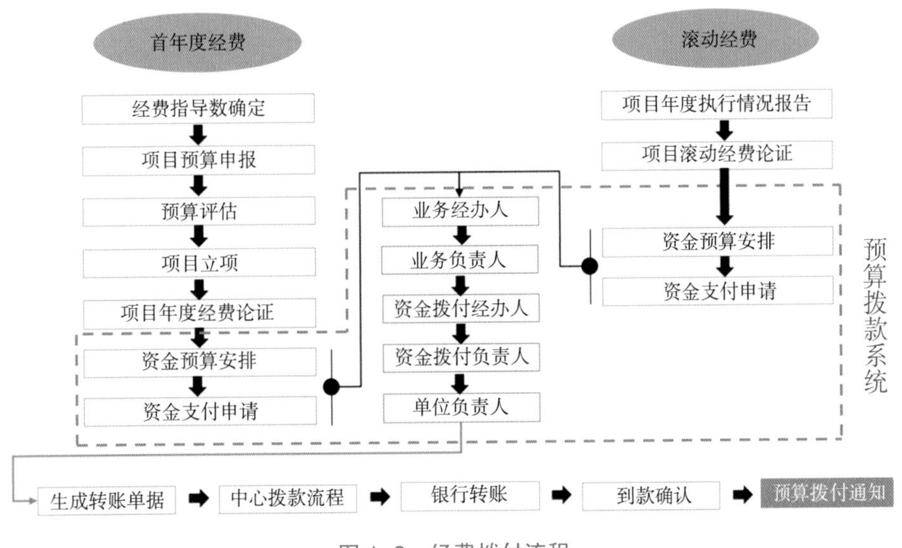

图 1–8　经费拨付流程

四、项目过程管理

（一）督导首批立项项目及时启动

中心分管领导与专项管理工作人员分别参加了 2016 年度完成立项程序的 8 个项目的启动会，并在会上对项目管理提出了要求，进一步落实项目管理责任，切实加强项目单位与项目管理专业机构之间的联系。对项目实行专人负责制，建立了专门的沟通渠道，及时了解项目实施过程中遇到的问题并做针对性服务指导。在启动会上，项目（课题）负责人对项目及课题的组织实施情况进行介绍，并对项目成员单位及相关人员的主体责任进行了明确和进一步细化，促进了项目成员间的沟通交流，为项目的顺利实施起到了较好的保障性作用。

（二）组织填报项目年度决算

为规范国家重点研发计划资金管理和使用，提高资金使用效益，根据《国家重点研发计划资金管理办法》的要求，专项组织 8 家 2016 年立项项目牵头承担单位，于 2017 年 4 月审核项目各课题上年度收支情况，汇总形成项目年度财务决算报告，并通过信息系统进行填报提交。项目年度财务决算报告（图 1–9）是专项了解各项目预算执行情况的主要手段，也是专项确定下年度滚动经费支持强度的主要依据之一。专项 2016 年度立项的 8 个项目，根据立项工作安排，于 2016 年 9 月完成立项程序并拨付年度项目经费，至 2016 年年底时间不足 4 个月，各项目预算执行进度较慢，我中心后期通过过程管理手段进行了有效督促与干预，保证了项目执行的进度。

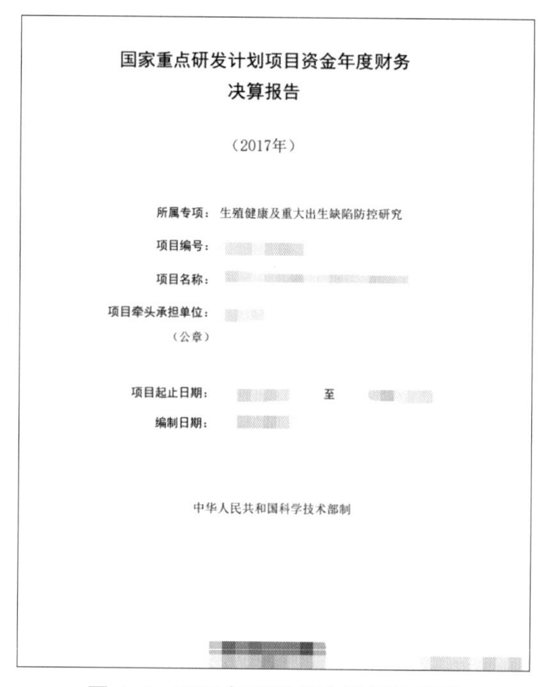
国家重点研发计划项目资金年度财务
决算报告

（2017年）

所属专项：生殖健康及重大出生缺陷防控研究

项目编号：

项目名称：

项目牵头承担单位：
（公章）

项目起止日期：　　至

编制日期：

中华人民共和国科学技术部制

图 1-9　项目年度财务决算报告封面

（三）受理项目变更申请

专项根据有关文件要求，受理项目实施过程中提出的变更申请。在信息系统变更功能模块尚未上线投入使用前，编制了专项变更申请表（图 1-10）并明确了各类型变更事项申请材料的提交要求。采用一对一指导变更申请材料提交的工作模式，通过项目立项启动时建立的沟通渠道（电话、邮件、微信等）以服务科研人员的心态，受理项目单位提出的变更申请。项目单位提交变更申请材料时，先将填好的表格及材料初稿发送至专项指定邮箱或工作人员，工作人员根据变更申请的类型，对变更申请材料进行初审，分类指导项目变更材料填写及附件材料准备。材料基本符合要求后，组织项目单位签字盖章，提交正式申请，做到变更申请材料的一次报送。专项 2017 年共受理各类变更申请 14 项，其中重大变更 1 项，重要变更 13 项。

国家重点研发计划“生殖健康及重大出生缺陷防控研究”
重点专项项目变更申请表

项目编号		项目负责人	
项目起止时间		联系人及电话	
项目牵头单位			
项目名称			
课题编号		课题负责人	
课题承担单位			
课题名称			
变更类型			
重大事项： ☐ 项目牵头单位/课题承担单位变更（名称☐/实体☐）； ☐ 项目负责人变更； ☐ 课题负责人变更； ☐ 项目实施周期变更（延期__月）； ☐ 项目主要研究目标和考核指标变更； ☐ 项目预算总额调剂； ☐ 项目预算总额不变、课题间预算调剂； ☐ 项目/课题撤销或终止；		重要事项： ☐ 课题参与单位变更（名称 ☐ / 实体 ☐）； ☐ 增减参与单位； ☐ 项目骨干人员变更； ☐ 课题实施周期变更（延期__月）； ☐ 课题主要研究目标和考核指标变更； ☐ 课题预算总额不变、课题参与单位之间预算调剂； ☐ 设备费、差旅/会议/国际合作交流费、劳务费、专家咨询费的预算调增；	
其它调整事项：（文字描述）			
变更前		变更后	

变更事由：（请根据填报要求详细说明项目/课题变更申请内容及变更理由，应充分说明变更的必要性、合理性和可行性） （根据实际情况填写，此页可延长）
提交的变更材料清单（详见变更材料提交要求）： 1. 2. …
课题审核意见： 课题负责人签字： 课题承担单位法人签字： 课题承担单位签章： 年 月 日
项目审核意见： 项目负责人签字： 项目牵头单位法人签字： 项目牵头单位签章： 年 月 日

注：所有材料一式两份提交。

图 1–10　专项变更申请表截图

（四）创新项目督导跟踪模式

为了加强对立项项目的跟踪管理，充分发挥由指南编制专家、高水平小同行专家组成的项目责任专家的咨询评议作用，同时降低对项目单位的干扰，减少督导检查频次，专项依托项目启动时建立的沟通机制，借各项目组内部年度总结、年中汇报的机会，组织项目责任专家和财务专家开展针对项目实施情况的督导调研工作，对项目的实施提出意见和建议，并就项目的年度任务完成情况、预算执行进度和人员经费到位情况等进行督导推进。在开展督导检查工作过程中，积极加强与上级主管部门和专项参与部门的沟通协作，组成督导检查团，联合开展相关工作，在减少项目负担的同时，极大地降低了专项的管理成本。对于大型人群队列建设项目，在征求项目单位同意，做好利益规避的前提下，邀请专项其他相关项目主要研究人员参与相关工作，共同研讨项目共性问题解决方案和专项创新链接合模式，在专项实施顶层设计的基础上，进一步加强了具有创新链上下游关系项目和关联性较强项目的协同推进。此外，邀请部分其他相关专项队列项目负责人参加，积极探索领域内的跨专项协同推进机制。

（五）组织填报项目年度执行情况报告

根据《国家重点研发计划管理暂行办法》的要求，专项实行年度报告制度，于2017年和2018年11月底前组织2016年立项的8家项目牵头单位在信息系统中填写并提交项目年度执行情况报告（图1-11）。项目年度执行情况报告着重从项目组织实施角度，围绕项目任务书的内容，报告项目年度重要进展情况，具体包括项目的总体目标及考核指标实现程度、一体化组织实施，以及管理运行情况、人员、资金等支撑条件落实情况等，并报告年度执行过程中的重大事项及突出进展。项目年度执行情况报告是专项获取项目年度进展情况和项目实施过程中出现的重大问题的主要手段之一，是判别针对项目是否进行管理干预的重要参考，也是专项进行科技创新活动的重要过程档案。专项2016年完成立项程序的8个项目提交的2017年度执行情况报告，反映了专项2017年在生殖健康和重大出生缺陷防控领域取得的成绩，为专项“十三五”任务目标的实现奠定了基础（详见第二章）。

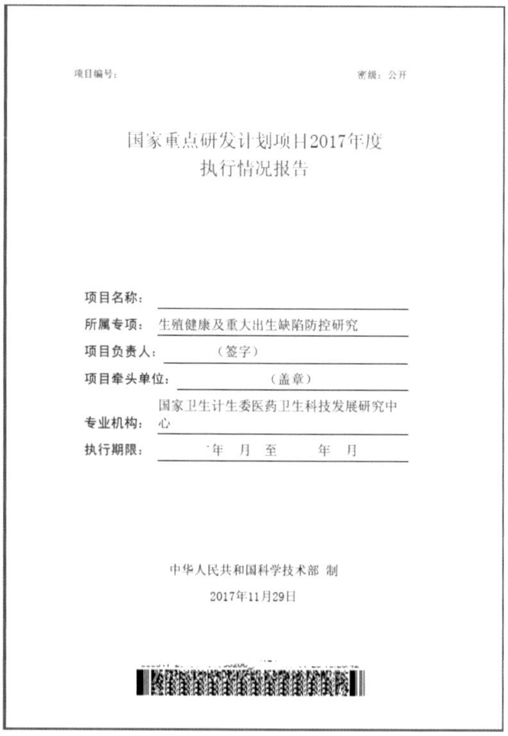

项目编号：　　　　密级：公开

国家重点研发计划项目2017年度
执行情况报告

项目名称：
所属专项：生殖健康及重大出生缺陷防控研究
项目负责人：（签字）
项目牵头单位：（盖章）
专业机构：国家卫生计生委医药卫生科技发展研究中心
执行期限：年 月 至 年 月

中华人民共和国科学技术部 制
2017年11月29日

图1-11　项目年度执行情况报告封面

（六）组织专项年度会议

为了加强专项立项项目之间的沟通交流，进一步促进具有创新链上下游关系和关联性较强项目的协同推进，积极开展对立项项目的业务指导和管理培训，专项组织 2016 年、2017 年完成立项程序的共计 20 个项目的负责人、课题负责人、项目单位有关部门负责人员合计约 150 人召开专项 2017 年度会议（图 1–12），并邀请专项总体组专家、上级主管部门、参与部门有关负责同志出席指导相关工作。会上专家和各部门负责同志充分听取部分实施难度较大的项目汇报，就项目实施过程中存在的管理和业务上的共性和个性问题进行了答疑和指导。有效推动了各立项项目的实施，初步建立了专项一体化组织实施，协同推进的管理机制。

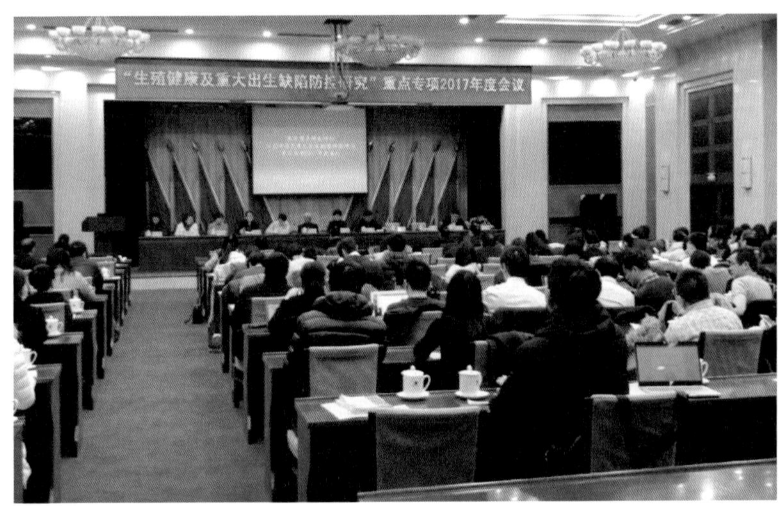

图 1–12　专项 2017 年度会议

“中国人群重大出生缺陷的病因、机制与早期干预”项目年度总结会议于 2017 年 12 月 27—29 日在哈尔滨医科大学举行（图 1–13）。来自全国 17 家单位、6 个课题组的负责人、科研骨干和研究生等 60 余人出席了会议。中心领导及项目专员、复旦大学金力院士、中国科学院动物研究所段恩奎研究员、北京大学第三医院刘平教授等组成专家组出席指导。会议主要对项目的执行情况和经费使用情况进行年度总结，具体包括各课题组的总体目标及考核指标实现程度、一体化组织实施，以及管理运行情况、人员、资金等支撑条件落实情况等，并报告年度执行过程中的重大事项及突出进展。

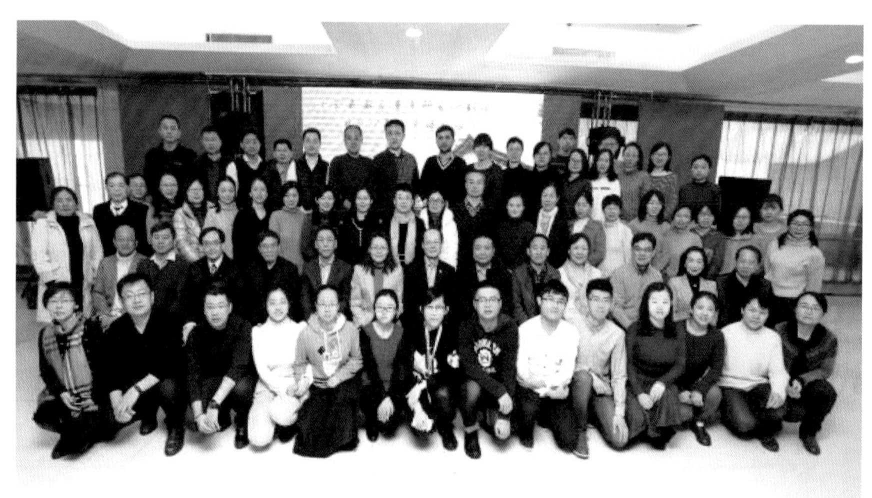

图 1-13　中国人群重大出生缺陷的病因、机制与早期干预项目年度会议

2017 年 11 月，“中国人群辅助生殖人口及子代队列建立与应用基础研究”项目组主办了项目年度进展暨国家出生队列建设研讨与交流会议，全国 16 家单位参与此次中期汇报（图 1-14）。

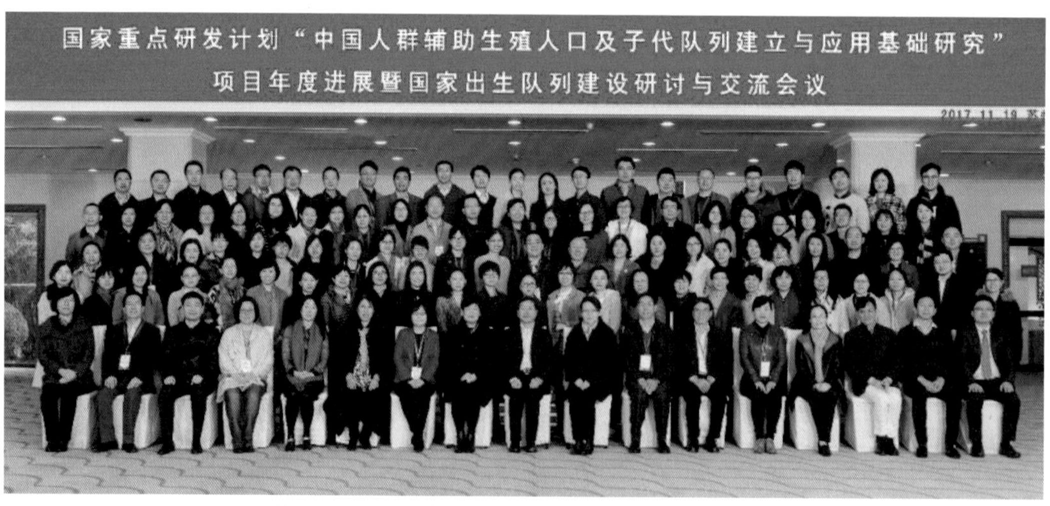

图 1-14　2017 年度队列建设研讨与经验交流会议

中心领导及项目专员在会后赴南京医科大学视察了出生队列研究中心，听取项目负责人有关项目进展情况的汇报（图 1-15）。

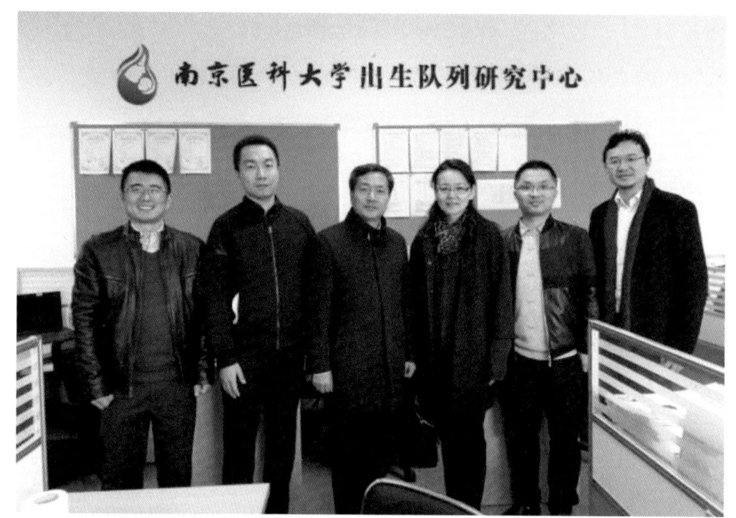

图 1-15　南京医科大学出生队列研究中心调研情况

2017 年 10 月 27 日，“生殖遗传资源和生殖健康大数据平台建设与应用示范”项目召开了年度总结会议，中心领导及项目专员、项目组专家、项目牵头单位及各课题承担单位的课题负责人及业务骨干参与了此次会议（图 1-16）。会议梳理了项目立项实施以来取得的重要进展及科技成果，总结项目及具体课题在实施进程中存在的问题。

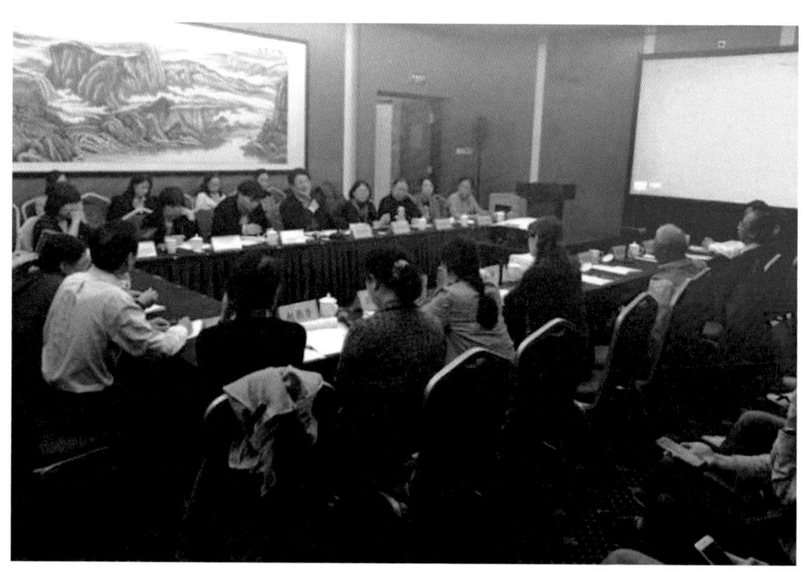

图 1-16　生殖遗传资源和生殖健康大数据平台建设与应用示范项目年度总结会

2018 年 1 月 21 日，“出生缺陷组织器官再生修复产品的研发”项目召开了年度总结会，项目负责人、各课题负责人、课题骨干及邀请的领域专家共同参与了此次会议（图 1–17）。会上各课题报告了进展情况，提出存在的问题，专家进行了点评，并对每个课题的进展情况进行了评述和打分。

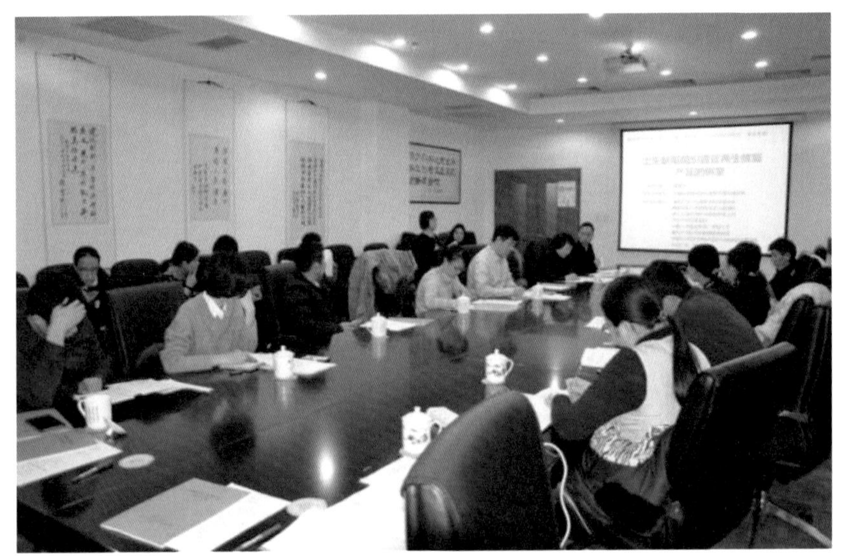

图 1–17　出生缺陷组织器官再生修复产品的研发项目年度总结会

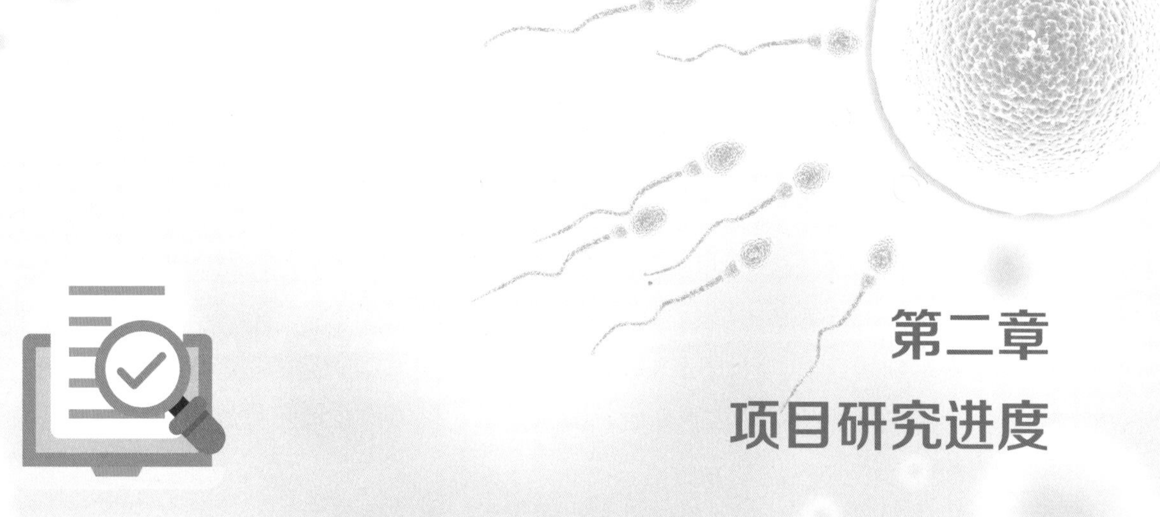

第二章 项目研究进度

本章以首批启动的 8 个项目为单元，主要介绍各项目的基本情况、研究进度，以及与国际研究进展比较。

第一节 “中国人群辅助生殖人口及子代队列建立与应用基础研究”项目

一、项目简介

（一）主要研究内容

（1）建立基于多中心、有区域代表性的辅助生殖和自然妊娠出生队列，建立全流程的执行标准和规范，形成国际领先的规范化出生队列管理模式。

（2）基于出生队列开展不孕不育、辅助生殖技术、胚胎发育障碍与胎源性疾病、子代生长发育与疾病等研究。

（二）团队组成及优势

生殖流行病学研究中，项目牵头单位南京医科大学为生殖医学国家重点实验室所在单位，具有丰富的生殖医学资源和研究基础，并组织了多单位加盟的出生队列联盟。

生殖医学临床工作中，项目参与单位北京大学、山东大学、上海交通大学、中南大学、中山大学、华中科技大学、四川大学等均为中国辅助生殖和生殖医学的优势单位，临床力量雄厚。

生殖基础研究中，项目团队汇集了中国生殖相关基础研究的核心单位，北京大学、山东大学、中国科学院动物研究所、南京医科大学等均在国际权威期刊上发表过高影响力的研究成果。

出生队列建设中，参与单位上海交通大学、南京医科大学、安徽医科大学、华中科技大学、广州市妇女儿童医疗中心等曾多次参与制定 WHO 的相关标准，为亚洲出生队列联盟（BiCCA）的成员单位。

（三）任务分工（表 2–1）

表 2–1　2016YFC1000200 项目任务分工

课题名称	牵头单位	负责人	主要参与单位
女性生殖健康对辅助生殖子代的影响	北京大学	李蓉、金鸿雁、王树玉	北京大学、首都医科大学附属北京妇产医院
基于辅助生殖队列的不孕不育人群遗传因素研究	山东大学	颜军昊、梁晓燕、洪燕	山东大学、中山大学、上海交通大学
辅助生殖技术子代胎源性疾病队列研究	上海交通大学	刘志伟、黄荷凤、高宇、金丽、吴琰婷、顾玮、刘小华	上海交通大学
环境—基因交互作用对子代结局的影响	南京医科大学	沈洪兵、曹云霞、陶芳标、刁飞扬、凌秀凤、池霞、蔡正茂、陈道帧、李红、汪云	南京医科大学、安徽医科大学
不同类型辅助生殖技术对子代生长发育的影响	中山大学	周灿权、邱琇、杨冬梓、全松、张波	中山大学、广州市妇女儿童医疗中心、南方医科大学、广西壮族自治区妇幼保健院
配子源性因素对子代健康的影响	中南大学	林戈、张卫社、徐顺清、熊承良、徐蓓、李尚为	中南大学、华中科技大学、四川大学
辅助生殖与自然出生队列标准的建立与对比研究	南京医科大学	夏彦恺、汪道武、赵杨、吴炜、冯涛	南京医科大学、北京嘉宝仁和医疗科技有限公司
妊娠因素对子代健康的影响和机制研究	中国科学院动物研究所	林海燕、王雁玲、薛志刚、王永清	中国科学院动物研究所、同济大学、北京大学

二、项目进展情况

（一）完成队列标准体系建设与优化

根据计划任务书要求，为建设18万人口的高质量的中国人群辅助生殖人口及子代中心队列，项目组做了大量调研。最终提出了辅助生殖人口基于生殖医学中心在术前期纳入，自然妊娠人口基于社区或妇幼保健院产检工作在孕早期纳入，辅助自然进行相互对比的设计方案。确立了孕中期到子代3岁的8个随访节点；完成了各阶段使用问卷调查和临床摘录设计；选定了外周血、尿液、卵泡液、精液等多种类型的生物样本。与此同时，项目组根据前期预实验人群队列实施效果，对前期制定的详尽的实施方案和操作流程进行了进一步优化。

（二）完成队列平台建设和体系建设

为切实解决全国性人群队列研究所面临的技术标准高、现场条件不均衡、数据和样本转移存（汇）交等方面存在的系统性困难，项目组通过完备的顶层设计已经建立起一套基于现代化网络体系的队列成员管理与随访、信息采集和数据质控平台，实现了全国一体化队列建设的目标。平台同时实现队列成员状态实时跟踪与管理、成员阶段实时展示与统计、数据实时上传与汇交、问卷可信度智能评估等功能。

（三）启动多中心队列建设

自2016年11月启动队列建设以来，项目组依托南京的队列建设现场试点先后完成全国多中心的队列建设现场实操培训和各中心督导调研，为各中心启动队列建设在技术上提供支持，并发挥了示范带头作用。项目组20家辅助生殖中心和16家自然妊娠中心相继按照项目组统一标准和规范启动队列建设，截至2017年年底共完成纳入符合标准的辅助生殖家庭9340个，自然妊娠家庭8111个，合计17451个家庭。同时完成上述家庭的各个阶段的问卷调查、病案录入、样本采集等工作，并陆续开展孕中晚期随访及子代随访。

（四）完成数据实时汇交和样本定期汇交

（1）数据实时汇交：目前项目组所有中心均有专门团队熟练使用信息化平台，现场所有调查问卷均基于项目组建立的队列云端信息化平台和智能平板移动终端完成。这种完成问卷的方式可以实现数据实时汇交。项目组基于信息化平台对数据进行统计并将结果进行实时动态的数据质控与管理。

（2）生物样本汇交：根据项目课题合作协议，项目组制定了生物样本汇交方案，明确了汇交样本的单位及负责人，汇交样本的种类、数量和体积，提交样本相关信息（样本条码信息，样本采集、处理和储存信息，样本汇交运输条件等），样本汇交周期，详细汇交流程和质量控制等。目前已经完成了接收全国 7 个分中心汇交的生物样本，实现了统筹管理。截至 2017 年年底，项目已经完成第一轮样本汇交，覆盖课题 1—6 多家参与单位，汇交样本的种类为自然妊娠队列女方各时间节点血浆和血细胞、男方单次血浆和血细胞，辅助生殖队列女方各时间节点血浆和血细胞、男方术前血浆和血细胞，目前已经汇交到截止女方分娩阶段的生物样本，样本总量达到 16 000 份。

三、国内外比较分析

（一）在国内率先建立设计完备的辅助生殖人口队列

人类辅助生殖技术自 1978 年在英国成功实践以来，全世界通过辅助生殖技术诞生人口总数已超过 500 万。目前中国试管婴儿人数已超过 40 万，且呈持续、快速增加趋势。辅助生殖治疗过程不可避免地将面临大量外源性激素、配子机械操作、重复 B 超监测、胚胎冻融等外源性暴露，再结合父母源性生育力缺陷，辅助生殖人口及子代不良妊娠结局发生率和远期生理、心理疾病风险与自然妊娠人群之间是否存在差异，长期以来备受关注，但尚未形成普遍共识。同时，不断有人群研究提示，接受辅助生殖治疗的女性孕期并发症、远期的卵巢癌等女性肿瘤、卵巢功能异常等发病风险显著高于自然妊娠女性，而其辅助生殖子代的早产、低出生体重、出生缺陷、先天畸形、恶性肿瘤、孤独症、自闭症等生理和心理疾病的发生风险也比自然妊娠子代高，这些是与不孕不育生理与病理状态有关，还是由于辅助生殖技术使用造成的，一直备受关注。本项目针对辅助生殖人口队列，针对生育调节与不孕不育、胚胎发育障碍与胎源性疾病、婴儿及儿童期疾病、生长发育等开展研究，为提高辅助生殖技术安全性提供依据，为国家的政策实施和规划提供重要的基线数据和支持。

（二）在国际上首次创新性地采用辅助生殖与自然妊娠对比设计的出生队列

辅助生殖人口快速增加，促使世界各国都对这一特殊人群的健康状况给予越来越多的关注。建立大样本、多中心的辅助生殖人口队列研究，是预防这一特殊人群潜在健康威胁、提升生殖健康水平和长远人口品质的最重要的研究策略。目前，欧美国家率先在辅助生殖人口队列这一研究领域进行了多种尝试：①基于自然出生人口队列中的辅助生殖人群研究；②基于国家和地区人口健康监测系统或辅助生殖人口监测系统开发；③基于单独或多中心协作的辅助生殖医学中心临床数据和随访数据开展历史性队列研究。这是现有研究开展的主要形式。目前，国外尚未建立多中心协作、涵盖多节点生物标本的大样本辅助生殖和自然妊娠人群对比设计的出生队列，因此，从研究设计的角度，本项目填补了该领域的空白，具有引领意义。

（三）云端信息化平台助力建设全球领先的出生队列

信息获取难、追踪随访难、数据汇交难、开放共享难是大型人群队列研究面临的核心挑战，也是制约国内外这类研究广泛开展的瓶颈。本项目设立之初就对这一系列困难有着充分的认识，为此专门研发了云端信息化平台来支撑队列建设，这种信息化平台在国内外尚无应用先例。较为类似的是中国慢性病前瞻性研究（CKB）曾使用的无纸化问卷采集系统，但是该系统是英国牛津大学在多年前研发，所依托的技术相对老旧，缺乏互联网设计思维，无法实现实时数据汇交和队列成员智能化管理。本项目所研发的这一平台在灵活性、实时性、智能性等多个方面均具有优势，从全球来看，在队列实施、成员管理、信息采集和质控等层面实现了领跑，这种模式的推广将会极大地提升中国队列研究的整体水平（表 2-2）。

表 2-2　2016YFC1000200 项目研究进度判断

机构名称	相关研究内容	相关研究成果	本项目与国外机构相关研究内容自评价
南京医科大学	辅助生殖人口队列	分库按统一标准建设，开展样本采集工作	☑ 领跑　☐ 并跑　☐ 跟跑
南京医科大学	辅助生殖与自然妊娠对比设计的出生队列	同时纳入辅助生殖家庭和自然妊娠家庭，随访时间点的调查内容涵盖纳入家庭的基线人口社会学特征、生活方式、健康状况、职业环境暴露、营养膳食、心理行为方式等方面	☑ 领跑　☐ 并跑　☐ 跟跑
南京医科大学	云端信息化平台	国家软件著作权 4 项	☑ 领跑　☐ 并跑　☐ 跟跑

第二节　“生殖遗传资源和生殖健康大数据平台建设与应用示范”项目

一、项目简介

（一）主要研究内容

针对人类生殖遗传资源与生殖健康大数据资源整合、组织管理、安全保护与开放共享，发展标准理论与应用体系，建立遗传资源库和大数据平台；探索生殖健康大数据集成—表征—学习理论，研究危险因素、分析作用机制、模拟风险预警，为基础研究、技术开发和成果转化提供平台；开发分子诊断标准物质与定值基准共性技术，促进转化与临床应用；开发人类生殖遗传资源服务管理云平台，促进生殖遗传资源全链条数字化组织管理和开放共享；开发围产期干细胞扩增、鉴定与评价关键技术，推动造血干细胞临床应用和间充质干细胞开发转化；建立遗传资源与大数据技术体系，促进持续动态采集、全链条管理及产学研医协同创新。

（二）团队组成及优势

项目汇聚了人类遗传资源和生殖健康科学数据领域 2 个国家科技基础条件平台、1 个国家创新人才培养示范基地、5 个国家重点实验室、3 个国家工程实验室或技术研究中心、3 个国家临床医学研究中心、9 个国家临床重点专科、3 个世界卫生组织研究合作中心及 4 个部门重点实验室，其技术水平、研发能力均达到国内领先和国际先进水平。项目牵头和参与单位已建立完整的人类遗传资源整合共享与组织管理标准规范，具备大规模采集、整理和保存生物样本的工作基础，在生物样本库建设、共享和运行方面积累了丰富的组织管理经验；建立了覆盖全国的生育风险监测网络体系，建立了临床医学协同研究网络，具备采集生殖健康大数据的基础，积累了全数据链质量管理经验，达到与国际领先技术并跑水平。

（三）任务分工（表 2–3）

表 2–3 2016YFC1000300 项目任务分工

课题名称	牵头单位	负责人	主要参与单位
人类生殖遗传资源服务管理云平台开发与安全标准规范体系建设	北京理工大学	闫怀志	国家卫生计生委科学技术研究所、中国标准化研究院、中国食品药品检定研究院
生殖障碍性疾病遗传资源及临床资料的收集鉴定与整理整合	北京大学第三医院	甄秀梅	浙江大学医学院附属妇产科医院、中山大学附属第六医院
妊娠疾病遗传资源及临床资料的收集鉴定与整理整合	北京大学第一医院	马京梅	广州医科大学附属第三医院、南京市妇幼保健院
母子健康队列遗传资源及临床资料的收集鉴定与整理整合	首都医科大学附属北京妇产医院	李光辉	广州市妇女儿童医疗中心
围产期干细胞资源及临床病历的收集鉴定与整理整合	中国人民解放军军事医学科学院	张毅	—
新生儿和婴幼儿先天疾病遗传资源及临床资料的收集鉴定与整理整合	首都医科大学附属北京儿童医院	李巍	青岛大学附属医院
面向智能应用的生殖健康大数据收集整合与云平台集成开发	国家卫生计生委科学技术研究所	马旭	中国疾病预防控制中心妇幼保健中心、北京航空航天大学、重庆邮电大学

二、项目进展情况

（一）完成生殖遗传资源平台设计和体系建设

在生殖遗传资源平台和体系建设方面，项目组基于生物样本和数据资源共享、全流程自动化管理、全链条可追溯的设计原则，设计开发了具备样本采集、处理、存储、运输、接收、入库、检测、出库、应用等过程的业务流转、数据记录、表单管理等信息化功能的云平台。围绕生殖遗传资源和生殖健康大数据平台建设与应用示范标准规范，制定形成了信息安全、隐私保护、风险管理和安全保障标准规范（初稿），共4项，形成云平台应用系统安全渗透测试技术方案和操作规程，并完成了相关安全渗透测试技术方案和操作规程的验证工作。在分子研究方面，完成了遗传性耳聋的4个致病基因[SLC26A4（M）、GJB2（M）、GJB3（M）和12S rRNA（M）]和 β 地中海贫血 HbA2 致病基因的常见5种突变热点分子诊断标准物质的研制，建立了分子诊断标准物质定值方法并进行质量检定。在生殖健康相关队列研究及遗传资源收集整理方面，项目组完成了围绕孕育时间轴和临床诊疗路径的生殖障碍性疾病队列、前瞻性妊娠队列、母子健康队列和婴幼儿先天疾病临床专病队列研究方案设计工作，并依据生殖遗传资源平台建立的业务流转、操作规范、数据记录等统一标准，形成了临床生物样本采集、处理、分装、运输和存储入库的整体实施方案，开展了研究对象招募、队列建立及生物样本采集整理工作，累计收集各类生物样本达510 827人份。在技术优化方面，完成了围产期干细胞分离制备、扩增培养、诱导分化、功能鉴定、冻存与复苏6项关键技术研发与优化，初步制定了相应的标准化技术规程，并提前启动了围产干细胞遗传资源库的建立。

（二）完成生殖健康数据平台设计与数据收集

项目组针对全孕育时间轴协同业务系统研发及数据安全与隐私保护技术研发与应用，完成了需求调研分析和框架设计，围绕备孕—受孕—妊娠—出生—发育数据轴，建立了宏观—中观—微观的空间维度、生理—心理—社会—环境的社会维度及时间维度交叉的多维度数据整合路径，形成了生殖健康科学数据资源的分层分类目录体系。通过开展生殖健康科学数据的收集整理、整合与共享工作，完成了覆盖生育调节、围孕（产）保健、新生儿医学、出生缺陷、儿童重大疾病、儿童罕见病、生殖系统疾病、生殖器官肿瘤、中老年生殖保健、生育队列、环境生殖健康、辅助生殖等13个数据专题22个数据集，共计1742万余条科学数据的整理、整合、汇交工作，数据总量达16 784.49MB，所有数据均在自主研发的生殖健康科学数据平台上开放共享。平台按照数据整合、数据共享、数据挖掘、数据服务的技术路径，持续规划部署生殖健康领域科学数据资源整合共享工作，除生殖健康科学数据资源外，还对外发布元数据、专题服务、专家工具、标准规范、学习资源，以及生育调节、孕（产）妇保健、新生儿筛查、出生缺陷监测、婴幼儿保健等专题数据的动态可视化展示，科学数据共性描述规范及编码标准、生殖健康科学数据资源共享服务规范、生殖健康科学数据管理技术规程、生殖健康科学数据质量控制规范、生殖健康科学数据分类与分级标准5项标准规范的制定，以及数据中心管理办法、科学数据保存制度、信息系统安全管理办法、信息安全分类应急预案4项管理制度的制定。根据提出的生殖健康大数据深度学习研究与人工智能开发框架，目前正在进行人工智能与深度学习等生殖健康大数据关键技术研发与平台搭建，进一步推动了生殖健康科学数据资源的整合汇交、开放共享与挖掘利用。

三、国内外比较分析

（一）在国内率先构建覆盖全孕育时间轴的生殖遗传资源平台

2003—2011年，在国家科技基础条件平台人类遗传资源标准化整理、整合及共享专项资助下，中国人类遗传资源的整合共享标准规范体系建立，开展全国范围整理整合工作，建立20个专业领域生物样本库，支持带动了各领域的科学研究和科技计划。然而，国家科技基础条件平台计划支持建设和共享运行的生物样本库主要集中在肿瘤、心脑血管病、神经精神疾病、重大传染病等领域，目前仅973支持建立了以不孕症为主的人类生殖资源库，科技基础条件平台支持建立了人类精子遗传资源库及出生缺陷遗传资源库，样本量仅万余份。近年在广州、上海等地建立的单中心生物样本库尚未实现标准化管理，样本规模有限。本项目所建立的生殖遗传资源平台，形成了标准规范稳定的多中心生物样本整合（包括北京、南京、杭州、广州等近20家国家高水平医院），并且基于生物样本和数据资源共享、全流程自动化管理、全链条可追溯的设计原则，设计开发了具备样本采集、处理、存储、运输、接收、入库、检测、出库、应用等过程的业务流转、数据记录、表单管理等信息化功能的云平台，在国内率先构建了覆盖生殖、妊娠、分娩、新生儿及婴幼儿期的全孕育时间轴的、全国多中心来源的、与临床表型信息精准匹配的智能管理生殖遗传资源平台，为突破中国在生殖健康研究领域科技创新的生物样本科技资源瓶颈问题提供了有效的解决方案，为中国开展生殖健康重大科学研究提供重要的生物样本和临床表型信息的科技资源支撑。

（二）在国际上率先构建了空间、社会及时间多维交叉的生殖健康大数据平台

本项目所构建的生殖健康大数据平台率先构建了围绕备孕—受孕—妊娠—出生—发育数据轴，建立了宏观—中观—微观的空间维度、生理—心理—社会—环境的社会维度及时间维度交叉的多维度数据整合路径，并形成生殖健康科学数据资源的分层分类目录体系，能够实现覆盖生殖、生育、发育全生命周期的数据资源整理、整合、汇交等操作，该项研究国际领先（表 2–4）。

表 2–4　2016YFC1000300 项目研究进度判断

机构名称	相关研究内容	相关研究成果	本项目与国外机构相关研究内容自评价
国家卫生计生委科学技术研究所	生殖健康遗传资源库	信息云平台、标准规范和管理制度、数据和样本采集存储、SCI 论文 12 篇、软件著作权 3 项、申请专利 3 项	☑ 领跑　☐ 并跑　☐ 跟跑

第三节　“高龄产妇妊娠期并发症防治策略研究”项目

一、项目简介

（一）主要研究内容

本项目针对子痫前期、瘢痕子宫、产后出血等高龄孕产妇孕期常见妊娠并发症开展研究，拟解决以下科学问题：

（1）高龄孕产妇并发症发生发展的临床特征是什么？

（2）如何通过风险因素评估建立并发症的预警方案？

（3）如何以分子标志物对并发症进行临床预测？

（4）如何优化和规范并发症的干预和分级管理？

（二）团队组成及优势

为解决前两个问题，首先要建成高龄孕妇各类妊娠并发症的综合性队列研究平台，再通过此平台进行临床病例收集、生物样本库的登记。此项工作由课题一的负责单位（北京大学）完成。课题二至课题八分别由北京大学第一医院、复旦大学附属妇产科医院、中国医科大学附属盛京医院、广州医科大学第三医院、四川大学华西第二医院、重庆医科大学第一医院及北京大学第三医院分别负责，并联合了中科院动物研究所、中科院深圳先进技术研究院、首都医科大学附属北京市妇产医院及华中科技大学附属同济医院等机构共同参与项目的实施。项目牵头单位是“国家妇产科疾病临床研究中心”，拥有教育部重点实验室；团队中囊括国家级产科危重孕产妇转诊中心、干细胞与生殖生物学国家重点实验室及国家生育健康重点实验室，团队成员为《中华医学会妊娠并发症诊治指南》的编写专家，上述优势均有助于项目顺利完成。

（三）任务分工（表 2–5）

表 2–5　2016YFC1000400 项目任务分工

课题名称	牵头单位	负责人	主要参与单位
高龄孕产妇临床队列研究	北京大学	刘建蒙	中国科学院动物研究所
高龄孕产妇糖尿病及代谢综合征的孕期管理及不良母儿结局发生的防治策略	北京大学	魏玉梅	中国科学院深圳先进技术研究院
子痫前期的干预管理体系研究	复旦大学附属妇产科医院	顾蔚容	重庆医科大学附属第一医院、首都医科大学附属北京市妇产医院
瘢痕子宫再妊娠预警和分级管理体系的研究	中国医科大学	乔宠	北京大学
高龄孕产妇前置胎盘临床预警策略及优化管理体系的研究	广州医科大学	陈敦金	华中科技大学附属同济医院
产后出血术前评分模型及干预输血策略研究	四川大学	刘兴会	北京大学
高龄孕妇早产防治策略和发生机制研究	重庆医科大学附属第一医院	漆洪波	北京大学
多胎妊娠个性化诊治方案研究	北京大学	赵扬玉	中国医科大学

二、项目进展情况

（一）完成高龄孕产妇临床队列与生物样本管理软件平台建设

高龄孕产妇临床队列软件平台为实现队列资料与生物标本共享提供支撑。截至2018年2月初，各课题纳入队列并完成平台录入的患者例数为4900例（图2-2），生物样本采集超过1600例。后期随着各课题队列建设更加成熟，入组量将逐步上升。2018—2019年，预计以800例/月入组，在2020年初队列入组人数可完成预期目标（2.2万例）。

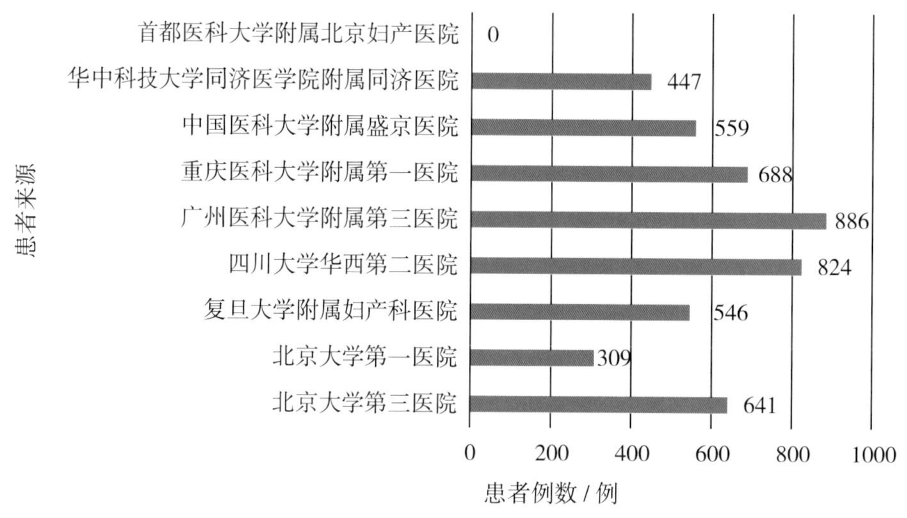

图2-2 各课题高龄单胎入组情况

（二）稳步推进高龄孕产妇妊娠期并发症基础性研究

项目组各组成课题稳步推进各项研究工作。同期开展高龄孕产妇妊娠期并发症分子标记物及其相关信号通路作用机制研究，已完成预测高龄孕产妇妊娠期糖尿病发生的LncRNA和mRNA筛选；在子痫前期的干预、管理体系研究中，已开展整合病史高危因素及生化的氧化应激、免疫、代谢、凝血机制、遗传多种因素的综合动态评测体系，用于建立不同年龄产妇子痫前期的预测和预警系统；项目组开展了前置胎盘的小样本人群中的病例对照实验，完成蛋白组学分析、代谢组学分析、细胞因子和非编码RNA分析的初步实验，验证在进行中。高龄孕妇早产防治策略及发生机制研究已成功建立早产小鼠模型及熟练掌握母胎界面多种原代细胞提取培养技术，目前正在人的原代组织、人羊膜上皮细胞（hAECs）、人子宫平滑肌细胞（hUtSMCs）及成功构建的 LPS 诱导的常龄早产小鼠模型中利用多项分子生物学技术分别从体外及体内探索多种炎性介质的相关作用机制。孕妇多胎妊娠个性化诊治方案研究已开展胎儿发育异常相关的表观遗传学研究及选择性胎儿生长受限代谢组学及机制研究。

（三）全面开展临床研究

项目组各课题严格遵照任务书，各项研究稳步开展，研究进度把控良好，规划合理。项目组利用原有数据库完成中国农村地区孕前糖尿病合并妊娠的调查，已经完成论文《孕前漏诊的孕前糖尿病的临床特点及对妊娠结局的影响》，该研究将为制定适宜中国的行之有效的孕前糖尿病群体筛查和管理策略提供依据。初步确立妊娠期糖尿病的产后随访流程，开展妊娠期糖尿病产后转归的队列研究及妊娠期糖尿病预防和预测的方面研究。在子痫前期的干预、管理体系研究中，通过高龄产妇妊娠结局相关的高危因素的筛选，逐步建立适宜普遍推广的高龄产妇子痫前期预测及预警系统，对 115 例子痫前期患者推出的子痫前期表单化管理，无一例严重并发症发生，为高龄产妇子痫前期管理模式的建立提供了证据。制定高龄孕妇瘢痕子宫再妊娠的风险预警评估标准、风险评分和分级管理体系。瘢痕子宫再妊娠预警及分级管理体系研究制定了超声评估瘢痕子宫再妊娠凶险性前置胎盘风险评分，并加入能量超声评分，且在辽宁省已进行推广，实现分级管理。项目已逐步建立适合中国国情的“高龄孕产妇合并前置胎盘”的高危风险预警系统，同时建立适合于中国实情的转诊、分级诊疗的前置胎盘优化管理模式及应用平台。在产后出血术前评分模型及干预输血策略的研究中，已初步摸索、建立了产后出血预警的建模方法，已在多中心收集产科自体血回输相关数据。高龄孕妇早产防治策略及发生机制研究建立了利用智能化科研系统进行统筹管理，涵盖临床信息及生物标本（孕妇血清、唾液、尿液、胎盘、羊水、胎发和胎粪等各类生物样本）规范的高龄孕妇妊娠大数据库，促进生物样本的高效利用及高质量科研产出。现已初步构建适宜中国高龄孕妇早产的预测模型，系统评估糖皮质激素在高龄孕妇中使用方案的研究正在同步开展。

项目组已初步开展高龄产妇并发症预测模型、预警系统多中心验证工作，队列为队列数据和资源共享提供必要基础与重要保障，目前已接受项目子课题数据使用申请。在遵守项目制定的《共享共建制度》基础上，加强子课题间合作，使资源深度融合；各课题所建立的预测模型、预警系统多中心验证正在逐步开展。

三、国内外比较分析

（一）在国际上率先开展高龄孕妇前瞻性队列研究

项目组以产科临床实践为基础，采用前瞻性队列研究方法，建成适用于研究中国高龄孕妇各类妊娠并发症的综合性队列研究平台（http://unihope.bjmu.edu.cn/），优化研究资源配置，保障高龄孕妇妊娠期并发症防治策略研究深入系统开展。队列研究以University Hospital Advanced Age Pregnant Cohort（UNIHOPE）为署名，于clinical trials.gov注册，Identifier:NCT03220750。经查询，该系统尚无类似注册研究。生物样本库建设方面，注重“国际化标准采集、完整性系统性跟进、临床信息全面实时匹配”，目前部分样本库正在推动数据库向智能化转型，促进生物样本的高效利用及高质量科研产出。

（二）高龄妊娠相关并发症的机制研究处于国际领先水平

在凸显高龄相关的妊娠并发症基础研究中，目前国外大多从高龄动物模型的子宫内膜蜕膜化不足、胎盘发育缺陷等方面，探究高龄导致早期胚胎发育异常的相关机制，而针对高龄妊娠中晚期出现相关并发症的机制研究开展较少。项目组尝试构建高龄早产小鼠模型，该种模型在国际上尚不多见。目前，采用体外细胞培养模型和在体小鼠模型相结合的方式，多层次挖掘关键标记分子参与高龄妊娠相关并发症病理学机制。在高龄妊娠并发症动态、多因素、多角度的临床基础研究方面，项目组从具有子痫前期高危因素的高龄孕妇妊娠早期开始进行动态评估，收集不同孕周静脉血，整合病史高危因素及生化的氧化应激、免疫、代谢、凝血机制、遗传多种因素的综合评测体系。采用巢式病例对照研究，利用测序、qRT-PCR、Western-blotting等方法鉴定备选分子或遗传标记，利用受试者分析曲线（ROC）进行分析，检测该分子或遗传标记是否具有临床意义。项目组妊娠期糖尿病及代谢综合征体外机制分析/靶向药物筛选进而回到动物模型验证效果，实现转化医学研究手段（表2-6）。

表 2-6　2016YFC1000400 项目研究进度判断

机构名称	相关研究内容	相关研究成果	本项目与国外机构相关研究内容自评价
中国科学院动物研究所、北京大学第三医院、北京大学生育健康研究所	高龄妊娠相关并发症子痫前期分子标记物及其相关信号通路作用机制	发表代表性论文 2 篇	☑ 领跑　☐ 并跑　☐跟跑
北京大学	高龄孕妇前瞻性队列研究	建成中国高龄孕妇各类妊娠并发症的综合性队列研究平台； 注册 UNIHOPE 队列	☑ 领跑　☐ 并跑　☐跟跑

第四节　“中国人群重大出生缺陷的成因、机制和早期干预”项目

一、项目简介

（一）主要研究内容

本项目针对先天性心脏病、唇腭裂、脑积水、神经管缺陷和智力缺陷等中国常见的重大出生缺陷的核心科学问题：主要的环境致畸因素和遗传变异是什么？不良环境和遗传变异如何协同发挥致畸作用？采用什么集成方式可以针对关键病因和发病环节进行有效的人群干预？从以下 6 个方面展开研究：环境因素导致重要器官发育异常的关键环节；母体内分泌、代谢和营养对出生缺陷的影响及分子机制；出生缺陷表观遗传异常模式及防控靶点；出生缺陷重要遗传变异的识别与鉴定；出生缺陷的预测预警及早期诊断的优化方案；出生缺陷综合预防干预策略与效果评估。

（二）团队组成及优势

围绕项目的研究内容，复旦大学附属儿科医院黄国英教授作为项目首席科学家，凝聚了位于华东、华北、东北和华南的六大优势团队，成员包括长江学者 / 国家杰

青3名，多人拥有973首席或担任课题组组长经验，在出生缺陷基础和临床研究方面已取得一系列重要成果。联合单位拥有丰富的临床样本、队列资源和覆盖全国的临床协作网络及完备的研究平台，各团队优势互补，协力合作，能够保证项目的顺利完成。

（三）任务分工（表2–7）

表2–7　2016YFC1000500项目任务分工

课题名称	牵头单位	负责人	参与单位
环境因素导致重要器官发育异常的关键环节	北京大学	任爱国	北京大学第三医院、国家卫生计生委科学技术研究所
母体内分泌、代谢和营养对出生缺陷的影响及分子机制	香港中文大学深圳研究院	梁德杨	复旦大学附属妇产科医院、首都儿科研究所、上海交通大学医学院附属第九人民医院
出生缺陷表观遗传异常模式及防控靶点	复旦大学	马端	上海市儿童医院、海军军医大学（原第二军医大学）、复旦大学附属儿科医院
出生缺陷重要遗传变异的识别与鉴定	哈尔滨医科大学	傅松滨	中国医学科学院基础医学研究所、中国医学科学院整形外科医院、复旦大学附属妇产科医院
出生缺陷的预测预警及早期诊断的优化方案	中国医科大学	袁正伟	武汉大学、复旦大学、上海市计划生育科学研究所
出生缺陷综合预防干预策略与效果评估	复旦大学附属儿科医院	黄国英	复旦大学附属儿科医院

二、项目进展情况

（一）发现多种环境致畸因素

项目组发现妇女毛发内镍、钼、锌等含量低能够显著增加生育神经管缺陷胎儿的风险，而锡含量与神经管缺陷风险则不存在关联性；根据研究成果开发出了用于同步分析毛发样品中有机污染物和金属的试剂盒，建立了用于同步分析毛发样品中有机污染物和金属的前处理方法。研究人员在人体内环境污染物暴露水平与NTDs发病风险关系研究中发现，母亲血液、胎儿脐血、脐带组织和胎盘多环芳烃（PAHs）

浓度与胎儿 NTDs 发病风险呈正相关，并首次发现母亲胎盘汞或甲基汞含量与胎儿 NTDs 发病风险呈正相关。研究发现苯并 [a] 芘孕鼠腹腔注射可导致胎鼠神经管缺陷的发生，而维生素 E 增补能通过抗氧化作用拮抗苯并 [a] 芘的致神经管缺陷作用。研究发现胎儿神经组织内 PAX3 基因高甲基化与神经管缺陷风险增加存在关联，且 PAX3 基因甲基化水平与母亲孕期体内多环芳烃水平呈正相关；胎儿神经组织内细胞凋亡水平增加与神经管缺陷风险增加存在关联，且细胞凋亡水平与母亲孕期体内多环芳烃水平呈正相关。项目组采用小鼠动物模型在孕期心脏或神经管发育的关键窗口期，发现有机氯暴露能够引起胎鼠心脏发育异常和功能受损。观察到了 PFOS 和 BPA 对心肌细胞搏动能力及特异性标志物 Myh6 表达水平的协同干扰作用，而 PFOA 与 PFOS、PFOA 与 BPA 对心肌细胞搏动能力及特异性标志物 Myh6 表达水平的干扰作用呈现剂量加成式，揭示了不同类型的环境内分泌干扰物以混合物的方式作用于机体的发育过程时所表现出的不同的毒性作用模式。

（二）筛选出多种母体内潜在内环境致畸因素

项目组对母体内分泌代谢、营养状况和关键营养素（叶酸、维生素 A 等）进行筛查，初步筛选出与出生缺陷相关的潜在的内环境致畸因素。通过建立低叶酸饮食的神经管畸形小鼠模型，发现围孕期低叶酸营养导致母鼠肝组织叶酸水平降低，母体外周血“一碳代谢”紊乱，胎盘组织叶酸水平有下降的趋势，胎鼠发育迟缓，神经系统发育受滞，神经细胞增殖分化异常。选择血清低叶酸的神经管畸形（NTDs）病例和正常流产胚胎，首次揭示神经管畸形（NTDs）病例中叶酸缺乏与 miRNA 甲基化差异相关性，发现 hsa-let-7g 的甲基化水平调控 SMOX 基因的表达，提示孕早期纠正 miRNA 甲基化可减轻相关神经管畸形。项目组已完成个体叶酸补充干预技术研究，完成人群的血清叶酸和红细胞叶酸的测定，并正在进行叶酸代谢通路中已报道的 7 个 SNP 位点的测定。

（三）识别并鉴定多个出生缺陷致病基因

项目组筛选出生缺陷相关的致病基因和致病遗传变异，并在病人和人群样本中对这些致病遗传因素进行验证。首次发现两个队列中共享的 CELSR1 P870L 突变能够同时激活 PCP 和经典 WNT 通路，导致斑马鱼的心脏和神经管发育异常；LRP6 基因新突变改变经典 WNT 和 PCP 信号通路参与 NTD 发生。通过在先天性心脏病家系和散发性病例中进行外显子测序，发现 SMYD4 和 WDR62 基因发生功能性突变，造成斑马鱼心脏发育畸形。项目组收集非综合征型唇腭裂患者及核心家系样本，进行了中国北方地区唇腭裂致病相关基因及位点的识别研究、非综合征型唇腭裂的易感基因研究、智力障碍致病基因鉴定及分子机制研究等。

（四）发现多个表观遗传异常模式和防控靶点

项目组针对先天性心脏病、智力缺陷等常见出生缺陷，从全基因组甲基化着手，通过建立唐氏综合征 Tc1 小鼠模型的诱导性多能干细胞（iPS 细胞）系，并对 Tc1 iPS 细胞系和正常小鼠 iPS（D14）细胞系进行全基因组甲基化检测，发现 Tc1 小鼠 iPS 细胞在 CpG 位点上的甲基化程度明显高于正常对照。利用甲基化芯片和生物信息学分析对显性脊柱裂引产胎儿和正常引产胎儿的脊髓组织进行甲基化分析，筛选出甲基化差异位点。利用焦磷酸测序对凋亡相关基因 CD40 和 TRIM4 甲基化异常区域进行扩大样本量验证，并对基因 mRNA 和蛋白质表达水平进行检测，结果发现 mRNA 和蛋白质表达水平明显降低。利用 luciferase 检测 TRIM4 启动子的活性区域，证实 TRIM4 的甲基化差异位点正处于其中，表明这个区域的甲基化异常位点可能是基因表达异常的重要影响因素。

研究发现，TCDD（致畸原）可以通过改变甲基化转移酶和甲基化结合蛋白的表达，直接或间接影响甲基化水平的变化，从而造成体内游离甲基大量消耗，导致唇腭裂疾病发生；甲基化改变（尤其是基因启动子区域的甲基化）也极有可能通过协同抑制作用影响唇腭裂相关基因表达。

（五）完成多个组学结果的生物信息学分析

项目组使用先天性心脏病孕妇和正常孕妇的外周血开展先天性心脏病早期诊断 miRNA 标志物研究，发现异常表达 miRNA，经过进一步大样本验证，证明部分 miRNA 与先天性心脏病明显相关。利用 iTRAQ 蛋白质组学技术比较了神经管畸形胎儿母亲血清与正常孕妇血清的差异表达蛋白质，发现铜蓝蛋白、对氧磷酶、血浆 a- 球蛋白抑制因子 H4、血清 S 蛋白、糖基化磷脂酰肌醇特异性磷脂酶 D、胎球蛋白、淀粉样蛋白 P、血浆 a- 球蛋白抑制因子 H2 和血小板因子 4 在 NTDs 孕妇血清存在特异性改变。研究发现母亲孕早期感冒史、孕期受精神刺激、孕早期接触有毒物质与增加先天性心脏病的发生风险的关联强度较强，母亲有不良妊娠史与先天性心脏病呈中等强度关联；发现患自身免疫疾病者其子代患先天性心脏病发生风险增加 2.3 倍。通过调查干预现场当前孕产妇保健工作流程及实施情况，建立可嵌入现有工作、易于实施的唇腭裂等出生缺陷综合预防干预工作流程，明确当前孕产妇出生缺陷检查软硬件条件与大规模个体化干预研究标准的差距及培训方案，形成项目大规模个体化出生缺陷综合预防干预工作手册，明确质控环节。

项目组通过对迄今 11 年间在出生缺陷高发区共 17.6 万条监测数据进行分析，获得先天性脑积水总出生患病率（20.3/10 000 出生），其中，单纯先天性脑积水出生患病率为 8.3/10 000 出生。由于监测数据包括 28 周前引产数据，所获结果比国家监测系统报道的围产期（≥ 28 孕周）发生率更接近人群先天性脑积水的真实发生率。

项目组已构建前瞻性涵盖孕前—孕期—分娩结局的围孕期出生队列，当前已纳入孕前对象约 10 000 人，怀孕对象约 8000 人，采集了孕前、孕早、孕中、孕晚期母亲的血清、全血和 DNA 样本，以及获取出生缺陷结局信息。通过对相关区域 DNA 甲基化状态的定量分析，建立了 X 染色体定量检测的新方法，适用于大规模样品检测和新生儿筛查并申请专利。项目组研发出一种新型的用于辅助诊断单基因遗传病的工具，经测试，该工具可将约 30% 的真实病人的真正致病基因排到第 1 位，显著优于现有方法，研究还表明病人父母及本地（中国）人群的变异信息可显著提高单基因疾病辅助诊断的准确性，在加入病人父母及本地人群变异信息后，该工具可将约 50% 的真实病人的真正致病基因排到第 1 位。

三、国内外比较分析

（一）环境致畸因素系列研究处于国际领先水平

项目组研究发现孕鼠腹腔注射苯并 [a] 芘可导致胎鼠神经管缺陷的发生，其机制是通过氧化应激产生 ROS，导致抑制神经管发育关键基因 Pax3 甲基化水平增加，进而抑制 Pax3 表达，激活 p53 依赖性细胞凋亡通路，最终导致神经管闭合障碍；而维生素 E 增补能通过抗氧化作用拮抗苯并 [a] 芘的致神经管缺陷作用，相关研究在国内外属于首次报道。项目组首次在小鼠胚胎干细胞诱导分化的、具有搏动能力的心肌细胞模型中观察到了全氟辛烷磺酸盐（PFOS）和全氟辛酸（BPA）对心肌细胞搏动能力及特异性标志物 Myh6 表达水平的协同干扰作用，而 PFOA 与 PFOS、PFOA 与 BPA 对心肌细胞搏动能力及特异性标志物 Myh6 表达水平的干扰作用呈现剂量加成式，揭示了不同类型的环境内分泌干扰物以混合物的方式作用于机体的发育过程时所表现出的不同的毒性作用模式，相关研究处于国际领跑水平。

（二）母体内环境致畸因素研究处于国际领先水平

在对母体内分泌代谢、营养状况和关键营养素（叶酸、维生素 A 等）与出生缺陷相关性研究方面，项目组在叶酸水平与神经管畸形发生相关性方面的研究成果处于国际领先水平。Wang 等选择血清低叶酸的神经管畸形（NTDs）病例和正常流产胚胎，检测并比较胎盘和神经组织中 gDMRs 的甲基化修饰状态及印记基因的表达，完成神经管畸形中 gDMRs 的甲基化修饰改变的比较和分析，结合叶酸缺陷，寻找到差异的印记区域；同时，首次揭示了神经管畸形（NTDs）病例中叶酸缺乏与 miRNA 甲基化差异有关，发现 hsa-let-7g 的甲基化水平调控 SMOX 基因的表达，提出孕早期纠正 miRNA 甲基化可减轻相关神经管畸形的发生。针对叶酸代谢个体差异的问题，项目组前瞻性纳入 500 余名孕妇，采集孕早期血样和问卷数据，分析育龄期人群膳食摄入叶酸、叶酸代谢通路基因多态性与体内叶酸水平之间的关系，并利用多因素模型构建体内叶酸代谢能力的多基因 SNP 评估模型，为围孕期妇女的叶酸增补方案和理论依据提供数据支持。

（三）出生缺陷的遗传和表观遗传研究处于国际领先水平

项目研究人员 Qiao 等针对在心脏和神经管发育中都有重要作用的 PCP 信号通路中的 CELSR1-3 基因家族进行靶向测序，首次发现 CELSR1 P870L 突变能够同时激活 PCP 和经典 WNT 通路，导致斑马鱼的心脏和神经管发育异常，为深入理解 CHD 和神经管畸形（NTDs）发生机制提供了重要线索。Xiao 等通过在先天性心脏病家系和散发性病例中进行外显子测序，发现 SMYD4 基因突变通过导致组蛋白修饰异常及细胞黏附相关靶基因表达变化，引起心脏发育异常；Gu 等通过对 CX43 基因启动子区进行测序，发现基因启动子区存在一个 SNP rs2071166，其和组蛋白修饰异常影响了 CX43 基因的转录调控，可能是引起法洛四联症的重要因素之一。以往研究动物模型确认 MSX1、BMP4 基因敲除可以出现唇腭裂表型，发现 22 个非综合征型唇腭裂的易感位点参与了细胞迁移和增殖、软骨分化过程及丝裂原活化蛋白激酶（MAPK）、表皮生长因子（EGF）、成纤维细胞生长因子（FGF）等信号通路的调节。项目组分析了中国北方地区非综合征型唇腭裂与 NAT2、EGF61、CDH1 及 GREM1

单核苷酸多态性变异的相关性，研究确认 EGF61 rs4444903 位点与 NSCL/P 密切相关；相反，NAT2 s1799929 位点在病例组中和对照组中没有明显差异；与 rs4444903GG 基因型相比，GA 基因型在病例对照组间存在显著性差异，EGF61 rs4444903GA 基因型与 NSCL/P 发病风险降低相关。Yu 等针对中国西南地区唇腭裂样本完成了全基因组 SNP 分型检测，发现了 14 个新的唇腭裂显著关联区域，同时也验证了既往全基因组关联分析（GWAS）报道的 12 个风险区域。项目组在一个中国综合征型智力障碍家系中的 2 名患者进行全外显子组测序中，发现这个家系中的两个患者均携带位于 8 号染色体上的 TTI2 基因（NM_025115）上的复合杂合突变：c.942_944ins 和 c.1100C>T（p.Pro367Leu），基因型与表型共分离提示前者来源于母亲，后者来源于父亲，表明该复合杂合突变是致病突变。

（四）出生缺陷分子标志物筛选处于国际领先水平

项目组利用 ITRAQ 方法筛选和 ELISA 方法大样本验证发现铜蓝蛋白、血浆 a-球蛋白抑制因子 H4、血清 S 蛋白、糖基化磷脂酰肌醇特异性磷脂酶 D 和胎球蛋白等 5 种蛋白质在神经管畸形孕妇血清存在特异性改变。其中铜蓝蛋白（CP）在神经管畸形的诊断中敏感性和特异性最好，明显优于目前在临床上应用的 AFP。已获得专利的 X 染色体定量检测新方法，不仅可以检测 TS，也可以检测其他 X 染色体疾病。这一方法无须细胞培养、操作简便，便于自动化与并行检测，适用于大规模样品检测和新生儿筛查（表 2–8）。

表 2–8　2016YFC1000500 项目研究进度判断

机构名称	相关研究内容	相关研究成果	本项目与国外机构相关研究内容自评价
北京大学	环境污染物多环芳烃致畸因素	发现多环芳烃苯并 [a] 芘可通过氧化应激产生 ROS，最终导致神经管闭合障碍，而维生素 E 增补能通过抗氧化作用拮抗苯并 [a] 芘的致神经管缺陷作用	☑ 领跑　☐ 并跑　☐ 跟跑
上海交通大学附属第九人民医院	环境持久有机污染物及环境内分泌干扰物致畸因素	发现持久性有机污染物 PFOA、PFOS 及环境内分泌干扰物 BPA 复合暴露作用于机体发育过程中所表现出的不同的毒性作用模式	☑ 领跑　☐ 并跑　☐ 跟跑

续表

机构名称	相关研究内容	相关研究成果	本项目与国外机构相关研究内容自评价
首都儿科研究所	母体内关键营养素（叶酸）与出生缺陷相关性	首次揭示神经管畸形（NTDs）病例中叶酸缺乏与 miRNA 甲基化差异有关，发现 hsa-let-7g 的甲基化水平调控 SMOX 基因的表达，提出孕早期纠正 miRNA 甲基化可减轻相关神经管畸形的发生	☑ 领跑　☐ 并跑　☐ 跟跑
复旦大学	出生缺陷遗传学和表观遗传学	首次发现 CELSR1 P870L 突变能够同时激活 PCP 和经典 WNT 通路，导致心脏和神经管发育异常	☑ 领跑　☐ 并跑　☐ 跟跑
武汉大学	唇腭裂易感基因筛选	针对中国西南地区唇腭裂样本完成了全基因组 SNP 分型检测，发现 14 个新的唇腭裂显著关联区域，同时验证已报道的 12 个风险区域	☐ 领跑　☑ 并跑　☐ 跟跑
复旦大学	出生缺陷分子标志物筛选	X 染色体定量检测的新方法和试剂盒	☐ 领跑　☑ 并跑　☐ 跟跑

第五节　“人类配子发生、成熟障碍与胚胎停育的分子机制”项目

一、项目简介

（一）主要研究内容

（1）研究对象样本的采集、分析和分类；

（2）人配子发生成熟障碍和胚胎停育潜在致病变异的筛查；

（3）制备动物模型，对潜在致病变异进行功能鉴定；

（4）阐释变异致病的分子机制和信号通路；

（5）利用携带变异的患者样本，对变异及信号通路关键节点分子进行检测，确

认患者致病原因；

（6）利用病因不明、病理特征相同患者的样本，对致病变异及信号通路分子进行检测，获得可用于病因诊断的候选分子；

（7）通过干预信号通路，筛选可用于恢复 PCOS 卵巢功能的分子靶标或策略。

（二）团队组成及优势

团队由来自优势基础和优势临床单位的 25 位骨干组成；13 位基础骨干中，12 位来自国家实验室、国家重点实验室、国家辅助生殖工程中心或省部级生殖医学重点实验室，依托世界最大的人生殖疾病资源库；包括 10 位国家杰青、国家青千、中科院“百人”、国家百千万人才、基金委优青、上海“千人”、上海“东方学者”、浙江“千人”。12 位临床骨干中，11 位来自全国最大（如中信湘雅生殖与遗传专科医院、北京大学第三医院、山东大学附属生殖医院等）、地区最大或病例特色鲜明的生殖医院。骨干最大 61 岁，平均 44.7 岁，是一支精力旺盛、体力充沛、专业从事生殖健康研究的攻坚团队，体现了基础与临床优势互补、强强联合。

（三）任务分工（表 2–9）

表 2–9　2016YFC1000600 项目任务分工

课题名称	牵头单位	负责人	主要参与单位
人性腺器质性病变的类型和干预	沈阳东方医疗集团菁华医院	许蓬	吉林大学、中国人民解放军总医院、山东大学附属生殖医院、北京大学第三医院
人配子发生成熟障碍的分型	中南大学	范立青	南京大学附属鼓楼医院、同济大学附属第一妇婴医院、中国科学技术大学
人胚胎停育的分类	武汉大学人民医院	杨菁	中国医科大学附属盛京医院、江苏省人民医院、上海交通大学附属仁济医院
性腺器质性病变的机制	北京大学第三医院	李默	山东大学
精子发生成熟障碍的遗传基础	中国科学技术大学	史庆华	中国科学院上海生命科学研究院
精子发生成熟障碍的表观遗传机制	上海交通大学医学院附属仁济医院	何祖平	中国科学院动物研究所、南方医科大学
卵子发生成熟障碍的分子机制	复旦大学	桑庆	浙江大学、中国科学院动物研究所
胚胎停育的分子基础	浙江大学	陆林宇	南京医科大学

二、项目进展情况

（一）利用样本测序发现多个突变基因

项目组按制定的病例信息和标本收集要求收集不育患者的病例信息、组织和外周血等，在本年度收集正常对照标本22例，POI样本226例，PCOS患者血液与卵泡液样本210例，非梗阻性无精子症样本281例，极度少精子症样本77例，胚胎停育样本19例，受精障碍样本1例，卵母细胞障碍样本17例，不育家系20个。通过进一步筛查卵子成熟障碍患者TUBB8基因突变，新发现30个TUBB8突变患者，通过家系及散发病例遗传分析，发现了第二个卵子成熟障碍的致病基因PATL2，发现了导致胚胎停育的突变基因PADI6。项目组对收集的40例患者的外周血DNA进行了外显子深度测序，并利用项目组已有的生物信息学平台完成了测序数据的分析并对其表达、定位和功能进行了注释，共寻找到13个潜在的致病基因突变（包括已知减数分裂功能基因突变2个和未知功能基因突变11个）。对于发现的2个已知功能基因突变，项目组利用细胞和分子生物学方法对突变基因的蛋白表达和功能进行了鉴定，已初步证实所发现的突变会导致蛋白无法表达。而对于发现的未知功能基因突变，项目组利用CRISPR/Cas9技术制备了携带人类基因突变的小鼠。

（二）对多个配子发生或胚胎发育关键调控因子进行深入研究

项目组首次证实常染色体的逆转座基因能够补偿减数分裂性染色体失活过程中的转录沉默，并支持MSCI是逆转座基因起源的进化压力；探讨了ECAT1调控人卵母细胞成熟及胚胎发育潜能的分子功能；发现了多个与人类生殖障碍有关的长链非编码RNA；研究了DCAF13在小鼠卵母细胞、受精卵及早期胚胎发育中的功能及机制；发现并阐明了蛋白磷酸酶6（PP6）主导原始卵泡库维持的新机制；构建了生殖细胞特异性WTAP失活和Sox30突变小鼠模型，并对表型进行了鉴定等。

（三）完成DHEA诱导的类PCOS小鼠子代生长和代谢特征评估

项目组利用脱氢表雄酮（DHEA）诱导建立小鼠PCOS-Like动物模型，通过评估PCOS模型子代生长发育、代谢情况及关键基因表达谱变化对PCOS潜在病理学机制进行了分析。发现PCOS模型小鼠雌性子代存在生长发育和糖脂代谢紊乱，而雄性子代不受影响。

（四）绘制无精症生殖细胞差异表达谱

项目组绘制了梗阻性无精子症患者（OA，有正常精子发生）和非梗阻性无精子症患者（NOA，精子发生异常）的精原细胞、粗线期精母细胞和圆形精子细胞中的miRNA 差异表达谱和新靶标，首次揭示梗阻性无精子症患者和非梗阻性无精子症生殖细胞的 miRNA 差异表达谱。

（五）构建三维培养体系诱导人精原干细胞体外分化为功能性精子细胞

与二维培养相比，三维体系可以为细胞提供空间结构，增加生殖细胞和支持细胞的接触面积，更好地模拟睾丸微环境。

三、国内外比较分析

（一）建立了世界上最大的人类精子发生障碍病例资源库

探明不孕不育患者的病因一直是医生和科学家们的梦想，虽经做了很多努力，但成效甚微。迄今，已报道的人配子发生成熟障碍致病突变还很少。其主要原因包括：①研究思路不尽合理，绝大多数研究都是从实验动物着手，发现导致动物不育的因子后，再用患者样本进行验证。②病例数偏少，不育不孕患者虽多，但接受过变异筛查的很少，例如，绝大多数研究中，病例数不足 100 例。③病例分类不清，例如，很多探究男性不育病因的研究，同时利用无精子症和少、弱、畸形精子症患者。本项目在严格控制临床样本质量的基础上，对病例进行精准分类。项目组按统一标准、统一方法收集无精子和少、弱、畸形精子症患者的精液、血液和睾丸组织标本等，进行统一的组织学、细胞学、生化分子生物学、遗传学和表观遗传学等分析，在此基础上对患者进行分类，并把上述所有信息进行统一管理，建立了世界上最大的、病例信息和组织材料齐全、管理规范的人类精子发生障碍病例资源库（https://mcg.ustc.edu.cn/bsc/newcase/），已收集 DNA 标本 10 000 余份，睾丸组织 6000 余份。人类生殖疾病资源库的建立为揭示导致人类生殖细胞发育障碍的致病突变、阐明致病机制，提供了不可多得的天然模型和研究材料，有望充分利用中国和“一带一路”国家独特的病例资源，为探明生殖相关疾病的发病原因、开发生殖相关疾病诊治和预防新方法，提供材料保障，促进生殖生物学、发育生物学、遗传学和医学等学科发展。

（二）人类配子发生成熟障碍致病基础相关研究处于国内领先水平

迄今发现的人配子发生成熟障碍的致病突变仅 10 余个。主要原因是由于以往研究未能直接从人类患者出发，病例分型不明确，数目较少。发表在 *the New England Journal of Medicine* 和 *Nature Genetics* 等期刊上的发现也证实了这一观点，例如，Yatsenko 等（2015）、Huang 等（2014）、Caburet 等（2014）及本项目骨干桑庆等（2016）和陈子江等（2011，2012）直接对配子发生成熟障碍患者进行研究，发现并证实 TEX11、ZP1、STAG3、TUBB8 和 POF5 等致病突变。本项目利用资源优势和研究特长，利用资源库收集的样本对人配子发生成熟障碍和胚胎停育的致病变异进行了筛查和研究：在一近亲结婚家系中发现了导致卵母细胞 GV 期阻滞的致病基因 PATL2，并在 4 例散发的卵子成熟障碍患者中得到证实；发现透明带基因 ZP3 突变导致空卵泡和女性不孕，相关研究成果已发表于权威遗传学杂志 *the American Journal of Human Genetics*（2017a，2017b）；此外，发现雄激素受体基因 AR 突变会导致男性性器官两性畸形。这些人类配子发生成熟障碍致病基础有望为相关生殖疾病的分子诊断、对症治疗和人工辅助生殖胚胎的遗传筛查提供候选分子。

（三）配子发生或胚胎发育关键调控因子研究处于国内领先水平

配子发生和胚胎发育过程漫长，通路复杂，参与的基因、蛋白等因子众多，例如，在睾丸中有超过 2200 个基因高表达，但目前也仅有 400 个左右基因的功能被报道。由此可见，对于配子发生或胚胎发育的绝大多数基因的功能目前尚不清楚。为阐释参与其中的调控分子及其作用机制，项目组主要利用基因修饰小鼠模型对配子发生和胚胎发育的多个潜在调控因子及其作用机制进行了探讨：发现逆转座基因 RPL10L 缺失会导致小鼠精母细胞减数分裂前期向中期转换失败进而导致小鼠不育，而 RPL10L 启动子驱动的 RPL10 基因的表达能重建 RPL10 敲除小鼠的减数分裂和生育力，为常染色体上的逆转座基因能够补偿减数分裂性染色体失活（MSCI）中转录沉默的基因及 MSCI 是逆转座基因起源的进化压力学说提供了第一个直接证据；发现并证实表观遗传调控因子赖氨酸乙酰化转移酶 Kat8 敲除会导致卵母细胞减数分裂异常、卵泡发育阻滞，进而引发小鼠不育；此外，项目组还研究了 DCAF13 在小鼠卵母细胞、受精卵及早期胚胎发育中的功能及机制，阐明了蛋白磷酸酶 6（PP6）主导原始卵泡库维持的新机制等。相关成果进一步解析了配子发生或胚胎发育关键调控因子，丰富了配子发生或胚胎发育的信号通路，有助于阐明配子发生和胚胎发育的调控原理（表 2–10）。

表 2–10 2016YFC1000600 项目研究进度判断

机构名称	相关研究内容	相关研究成果	本项目与国外机构相关研究内容自评价
中国科学技术大学	人类生殖疾病资源库建设	建成中国科学技术大学人类生殖疾病资源库	☑ 领跑 □并跑 □ 跟跑
复旦大学、山东大学、中国科学技术大学	人类配子发生成熟障碍致病基础	发现透明带基因 ZP3 突变导致空卵泡和女性不孕	□领跑 ☑ 并跑 □跟跑
中国科学技术大学、浙江大学、上海交通大学、中国科学院上海生化细胞研究所、中国科学院动物研究所等	配子发生或胚胎发育关键调控因子	发现逆转座基因 RPL10L 缺失会导致小鼠精母细胞减数分裂前期向中期转换失败进而导致小鼠不育，RPL10L 启动子驱动的 RPL10 基因的表达能重建 RPL10 敲除小鼠的减数分裂和生育力；发现并证实表观遗传调控因子赖氨酸乙酰化转移酶 Kat8 敲除会导致卵母细胞减数分裂异常、卵泡发育阻滞，进而引发小鼠不育等	□领跑 ☑ 并跑 □跟跑

第六节 “常见单基因病及基因组病无创产前筛查及诊断技术平台研发及规范化应用体系建立”项目

一、项目简介

（一）主要研究内容

本项目拟通过研发全面系统的无创产前检测技术（NIPT），攻克单基因病及基因组病前瞻性预防的难题，有效控制和降低出生缺陷。围绕4个关键底层核心技术（胎儿有核红细胞高效识别、捕获及鉴定技术；游离核酸富集优化及微量核酸分析技术；针对胎儿有核红细胞的单细胞全基因组扩增技术；基于基因捕获、高通量测序的单基因病及基因组病检测技术），研发完全自主知识产权的国产化相关仪器设备、配套软件及试剂。

（二）团队组成与优势

本项目牵头单位解放军总医院是全军计划生育优生优育技术中心，与中国出生缺陷干预救助基金会合作，建设了“出生缺陷干预救助项目示范中心”。临床团队涵盖全国多个省级无创产前基因检测实验室或产前诊断中心、三级甲等医院、妇幼保健机构，具有丰富的单基因病及基因组病的分子诊断、遗传咨询临床经验，在全国 NIPT 防控网络中发挥骨干作用。产品研发团队包括第三类体外诊断试剂生产、医疗器械研发、销售、临床医学检测服务和医学大数据分析的生物高科技集团公司。

（三）任务分工（表 2-11）

表 2-11　2016YFC1000700 项目任务分工

课题名称	牵头单位	负责人	主要参与单位
胎儿有核红细胞和游离核酸快速识别分离相关技术研发	中国科学院苏州生物医学工程技术研究所	郑岷雪	武汉大学、苏州百源基因技术有限公司
新型的全基因组扩增及基因捕获相关技术研发	中国医科大学附属盛京医院	赵彦艳	江苏亿康基因科技有限公司、首都医科大学附属北京世纪坛医院医学检验科
基因组病的无创产前诊断技术及配套试剂研发	广东省妇幼保健院	尹爱华	东莞博奥木华基因科技有限公司、第四军医大学第一附属医院妇产科、宁夏医科大学总医院、浙江大学医学院附属妇产科医院、河南省妇幼保健院
常见单基因病的无创产前诊断技术及配套试剂研发	中国人民解放军总医院	戴朴	北京博奥晶典生物技术有限公司、北京迈基诺基因科技有限责任公司
无创产前筛查及诊断的临床应用规范体系建立	中国人民解放军总医院	高志英	北京圣谷同创科技发展有限公司

续表

课题名称	牵头单位	负责人	主要参与单位
单基因病（耳聋）出生缺陷三级预防干预及临床示范	中国人民解放军总医院	袁永一	北京贝康医学检验所有限公司
儿童常见基因组病无创产前诊断规范化平台的建立	中国人民解放军总医院	邹丽萍	北京科迅生物技术有限公司、陆军总医院附属八一儿童医院

二、进展情况

（一）多项产品研发取得重要进展

项目组已研发出具有良好生物兼容性的芯片用于从外周血中分离捕获胎儿有核红细胞（FNRBCs），芯片采用在玻璃衬底上沉积 HA/CTS 纳米颗粒制备具有 3D 结构的纳米薄膜，并生物链接上高特异性的抗体 anti-CD147，增强细胞与基底芯片的相互作用，实现对于目标细胞的高效捕获，结合 FISH 检测技术对胎儿染色体异常进行了检测，成功的对 4 例 21- 三体和 3 例 13- 三体病例进行了准确判定；通过富集的方法将胎儿游离 DNA 浓度提高至 25% 以上，结合部分样本提取、建库试剂的优化及国产化，将 NIPT 的原料成本降至 250 元 / 人份以下；确定胎儿微缺失微重复的 NIPT 检测试剂盒申报范围；实现游离核酸提取试剂盒提取效率 75% 以上，重复变异系数在 10% 以内，完成 2000 例样本的验证实验；完成覆盖染色体、微缺失微重复和单基因病一体化检测试剂盒探针设计，进行探针捕获效率评价；实现污染检出灵敏度（可检出污染下限）到 0.1%，污染溯源准确度到 99%，每样本成本增加控制在 5% 以内。

（二）完成 3 项产品效果评价

项目组通过建立体外试验系统模拟采集器在体捕获胎儿有核红细胞，评价抗体捕获效果；完成胎儿有核红细胞的单细胞全基因组扩增效率评估；完成特异性抗体筛选；运用生物兼容性的芯片从孕妇外周血中分离捕获胎儿有核红细胞，完成 7 例非整倍体胎儿的检出验证。

（三）收集病例样本 600 余例

已初步建立遗传性耳聋、地中海贫血及结节性硬化单基因病数据库；建成中国人群耳聋基因分子耳聋 PGD 4 例；完成耳聋基因诊断 600 余例。

三、国内外比较分析

（一）孕妇外周血中胎儿细胞相关研究处于国内领先水平

孕妇外周血胎儿有核红细胞捕获多选用富集分离后抗体捕获的方式。由于孕妇血循环中 FNRBCs 含量极少，尚缺乏简便经济、准确度较高的分离纯化方法，使得针对 FNRBCs 的 NIPT 一直停留于研究阶段，未实现规模化的临床转化。目前已知主要的检测方法有荧光激活细胞分选法、磁激活细胞分选法、免疫磁珠捕获法、密度梯度离心法、流式细胞术、微流控技术、选择性红细胞裂解、凝集素和显微操作分离法等，其中流式细胞术、免疫磁珠捕获法和密度梯度离心法都是较先用于分离胎儿细胞的技术。韩国 Ki-Ho Han 团队对 FNRBCs 采用了两步串联富集法，包括利用红细胞高度富集性方法的阳性富集过程及采用微液滴技术的阴性富集过程，此方法大大提高了白细胞的清除率至 93.98%，降低了有核红细胞的损失率至 6.02%，从而获得了高纯度的 FNRBCs。

本项目围绕抗体筛选、捕获和释放载体材料及条件进行了一系列的研究。通过对 HA/CTS NF 基底修饰上新型高特异性的抗体 anti-CD147 用于从全血样本中分离捕获和分析胎儿 NRBCs 的研究，对比了 anti-CD147 和 anti-CD71 对于胎儿 NRBCs 的捕获效果；通过 FISH 技术辅助验证母体外周血中捕获的目标细胞来源，分析了 10 ～ 30 孕周中胎儿 NRBCs 的数目情况；结合芯片上 FISH 检测，研究了胎儿 NRBCs 用于胎儿染色体畸形的诊断，验证了纳米结构材料分析胎儿 NRBCs 用于无创产前诊断的可能；生物素掺杂导电高分子纳米材料用于捕获和释放胎儿有核红细胞实现无创产前诊断，验证了使用 anti-CD147 包覆 PBDNF 芯片捕获并释放回收胎儿 NRBCs 进行检测实现胎儿无创产前诊断的策略是可行的。

（二）创新单细胞全基因组扩增技术研发

全基因组扩增（WGA）是一种对极低起始量的基因组进行非选择性扩增并满足

后续分析需求的技术。WGA 从 1992 年出现至今主要可以分为 3 类：①基于 PCR 技术的 WGA，如 PEP–PCR 和 DOP–PCR；②恒温全基因组扩增反应，如多重置换扩增反应（MDA）；③多次退火环状循环扩增技术（MALBAC）。其中，前两种技术因容易导致非均衡扩增的产生，存在研发的瓶颈。MALBAC 在技术上避免了对微量初始模板直接 PCR 扩增产生放大的序列错误，且对单细胞全基因组扩增具有很高的覆盖率（93%）和均衡性，已经成功应用于微量循环肿瘤细胞（CTCs）拷贝数变异分析和对单个卵母细胞的基因组测序，并且广泛运用在各种遗传病胚胎植入前囊胚的全基因组测序中。2012 年，哈佛大学全球独家授权了江苏亿康基因科技有限公司 MALBAC 专利技术。亿康基因与北京大学第三医院通过不断的优化改良，将 MALBAC 成功应用于胚胎植入前筛查与诊断领域，并取得了重大进展。2014 年 9 月，首个运用 MALBAC 技术进行单基因病 PGD 及 PGS 筛查的试管婴儿在北京大学第三附属医院出生，标志着这一技术已成熟运用于 PGD/PGS 的临床实践中。项目组针对有核红细胞富集产物，检测及排除残留抗体或者富集液对单细胞扩增干扰，探寻适用于有核红细胞富集后的单细胞扩增技术。

（三）无创产前检测的相关研究前景广阔

近两年，滋养层细胞作为胎源性检测来源细胞逐渐增多。孕母外周血中胎盘滋养层细胞能够在孕早期（孕 5 周）即可获取，也是理论上最易分离的胎儿细胞，但其入母血后大部分被肺组织捕获消除，在外周血中数目既不多也不稳定，捕获富集后需要经过单细胞全基因组扩增，进行下一步的测序分析。而从宫颈管获取滋养细胞具有方法简便、容易操作、脱落的滋养层细胞数量较多、形态学容易识别等优点，容易获取到足够量的胎儿遗传物质，而不必经过单细胞全基因组扩增直接进行二代测序，避免了全基因组扩增技术局限如覆盖度低、均一性差、等位基因脱扣率高等导致的测序偏差。但目前来看，应用滋养层细胞进行 NIPT 仍面临巨大挑战。未来研究需进一步提高胎儿细胞的富集率和分离纯度，尽可能排除母源细胞的干扰，减少胎儿细胞的丢失；进一步寻找胎儿细胞特异性标记抗原，以保证诊断的可靠性。目前，应用滋养层细胞进行 NIPT 仍处于实验室阶段，但应用前景广阔，随着分子生物学技术的不断发展，胎盘滋养层细胞在未来 NIPT 中不仅能够检测胎儿染色体拷贝数异常，而且对于染色体中的嵌合体、易位型、微缺失、微重复等结构异常及单基因病的检测也会具有重要临床应用价值。本项目及时跟进，并已开展相关研究（表 2–12）。

表 2-12　2016YFC1000700 项目研究进度判断

机构名称	相关研究内容	相关研究成果	本项目与国外机构相关研究内容自评价
武汉大学、中国科学院苏州生物医学工程技术研究所	孕妇外周血中胎儿细胞	获得国家发明专利 2 项	□领跑　☑并跑　□跟跑
泰州亿康基因检验有限公司	单细胞全基因组扩增技术研发	获得实用新型专利 2 项	☑领跑　□并跑　□跟跑
东莞博奥木华基因科技有限公司	无创产前检测相关研究	申请专利 1 项	☑领跑　□并跑　□跟跑
广东省妇幼保健院、东莞博奥木华基因科技有限公司、中国人民解放军空军军医大学、浙江省妇幼保健院、宁夏医科大学总医院、河南省妇幼保健院、浙江大学	无创产前检测相关研究	获得软件著作权 2 项、发明专利 1 项	☑领跑　□并跑　□跟跑

第七节　“出生缺陷组织器官再生修复产品的研发”项目

一、项目简介

（一）主要研究内容

建立唇腭裂、先天性腹疝 / 膈疝、神经管畸形、先天性尿道下裂、先天性心脏病等出生缺陷疾病动物模型；对再生医学产品进行安全性及有效性验证；开展组织损伤再生机理研究。

利用“生长因子特异结合”及“体外结合和体内捕捉干细胞”技术，针对唇腭裂和神经管畸形，研发有效引导软骨及骨组织再生的再生医学产品；针对先天性腹疝 / 膈疝、先天性尿道下裂，研制诱导肌肉组织再生产品，促进缺陷肌肉组织功能恢复及重建；针对先天性心脏病，研发功能心肌再生修复产品，有效诱导房、室间隔组织再生，改善心肌功能。开展产品动物实验、注册检测等临床前研究，取得相应检测报告。进行临床试验、产品注册和审批，取得产品注册证书。

针对外耳畸形、鼻缺损等具有相对复杂结构和一定塑型要求的组织，利用 3D

打印技术研发个性化再生医学产品，实现缺损组织重建。

（二）团队组成与优势

本项目涉及核心技术和产品研发两大部分，课题一、课题二、课题三、课题九主要负责核心技术研究，课题四至课题八和课题十主要负责产品研发。团队成员包括具有国家一流科研水平的研究所和高校，在儿科临床具有权威地位的临床医院及长期从事再生医学产品研发、生产和销售的高新技术企业，具有完整研发产业链，团队优势明显。

（三）任务分工（表 2–13）

表 2–13　2016YFC1000800 项目任务分工

课题名称	牵头单位	负责人	主要参与单位
出生缺陷组织再生支架材料的研制	中国科学院遗传与发育生物学研究所	陈冰	烟台正海生物科技股份有限公司
出生缺陷再生修复产品的标准制定及研究	中国科学院遗传与发育生物学研究所	戴建武	国家食品药品监督管理总局医疗器械技术审评中心
重要出生缺陷动物模型及再生机理研究	国家卫生计生委科学技术研究所	夏红飞	重庆医科大学
唇腭裂修复产品研发	北京大学口腔医学院（北京大学口腔医院）	周治波	中国科学院遗传与发育生物学研究所、首都医科大学附属北京儿童医院
先天性腹疝、膈疝修复产品研发	中国人民解放军第三军医大学	史春梦	首都医科大学附属北京儿童医院
神经管畸形再生修复产品研发	首都医科大学附属北京儿童医院	张学军	国家卫生计生委科学技术研究所、南京大学医学院附属鼓楼医院、山东大学第二医院
先天性尿道等腔道组织缺陷再生修复产品研发	首都医科大学附属北京儿童医院	孙宁	中国人民解放军第三军医大学
先天性心脏病再生修复产品研发	南京大学医学院附属鼓楼医院	王东进	中国医学科学院北京协和医院、青岛大学
耳鼻缺损组织 3D 生物打印材料研制	中国科学院苏州纳米技术与纳米仿生研究所	陈艳艳	中国船舶重工集团公司第七二五研究所、厦门市第二医院

续表

课题名称	牵头单位	负责人	主要参与单位
3D 打印在耳鼻缺损组织重建中的应用	清华大学	黄晨昱	中国科学院遗传与发育生物学研究所、首都医科大学附属北京儿童医院、杭州易文赛生物技术有限公司

二、项目进展情况

（一）构建出生缺陷动物模型

建立与人类疾病表型相似的动物模型是进行组织再生修复产品研究的基础性工作。目前，本项目以兔为模式动物，利用外科手术法成功建立了唇腭裂和脊柱裂的模型，并评价了不同建模方法的优缺点：在唇腭裂的研究中，项目组以日本大耳兔为研究对象，模拟构建腭裂、牙槽裂、上颌骨腭侧牙槽突缺损 3 种与先天性唇腭裂表型特征相符的动物模型。在脊柱裂的研究中，构建与先天性脊柱裂类似的下肢瘫痪表型。这些研究为唇腭裂和脊柱裂等疾病筛选合适的再生修复材料提供了有效的动物模型。

（二）科研成果转移转化取得重要进展

本项目重点开发唇腭裂、先天性腹疝 / 膈疝、神经管畸形、先天性尿道下裂和先天性心脏病产品。这些产品根据进度的不同处于转化研究的不同阶段。对于先天性尿道下裂修复材料的研制，项目组在前期研究的基础上，已确定产品标准工艺，产品已定型，产品注册检测正在进行中，同时开展了大动物实验及临床试验的伦理审查工作；唇腭裂疾病项目目前开发了 2 个产品，分别针对唇腭裂硬组织缺损修复和软组织缺损修复，这两个产品都已形成加工工艺，正在进行产品注册检验和大动物实验的准备工作；针对先天性腹疝 / 膈疝、神经管畸形及先天性心脏病这 3 种疾病，我们分别开发了 3 种膜修复产品，并形成了初步的产品工艺。

（三）耳鼻缺损 3D 打印产品研发取得进展

耳鼻缺损的组织重建由于具有一定的个性化成型要求，项目组选取了 3D 打印技术进行产品研发。在生物组织器官的三维打印重建中，适合生物打印的生物材料是目前世界范围内该领域的瓶颈，目前项目组已研发获得适合生物打印的壳聚糖和胶原材料，这是在三维打印材料方面的突破。同时构建了成型多孔微冰胶支架材料，验证了小鼠植入体内模型材料的良好生物相容性；设计了具有特定形状和多孔外壁的 3D 打印中空框架，作为微冰胶成型的模具，构建了体内皮瓣预构模型，这是在组织器官成型技术上的突破。这两项技术突破将为耳鼻缺损的修复提供保障。

（四）建立干细胞分离培养方法及制备标准和质控标准

干细胞是组织器官再生重建的关键因素之一，将其实际应用于组织器官的修复需要建立一系列标准的制备技术、检测技术等。项目组已完成了包括脐带干细胞、胎盘干细胞、宫内膜干细胞等多种来源干细胞的分离、培养扩增，建立了干细胞的制备标准；同时对干细胞的生长周期、生物活性、分化功能等生物学特性进行鉴定，进行了病毒、支原体、细菌等多方面质量检测，已建立了间充质干细胞技术—质控体系。这为干细胞的实际应用奠定了基础。

三、国内外比较分析

（一）在国内率先开展出生缺陷修复基础与应用系统性研究

出生缺陷是全球性公共卫生问题，目前对出生缺陷患者的治疗仍以手术为主要手段，而近年来科技的进步证明，运用再生医学技术进行出生缺陷疾病治疗是有益的尝试。早在 2002 年，多伦多大学就使用可降解的 PCLA（聚己内酯单丙烯酸酯）心脏补片加载血管平滑肌细胞进行小动物先天性心脏病治疗研究；近年来，该领域运用再生医学技术进行研究和应用开始增多，并取得了一定成功，但其功能化存在诸多技术上的问题，致使疗效不很明显或存在一定副作用。此外，新兴的 3D 生物打印技术有望根据患者量身定制重建的器官，临床应用前景好，但这项技术目前因材料限制等问题，尚无可依据患儿先天性缺损定制化的 3D 打印复合仿生组织工程替代物出现。本项目针对目前出生缺陷领域再生医学产品的发展现状和存在的问题，从理论研究到临床研究再到产品研发，进行任务布局，开展系列研究。

（二）构建的唇腭裂动物模型处于国际领先水平

项目组尝试建立不同出生缺陷疾病的动物模型。例如，对于硬腭裂，发现经典的 Liceras–Liceras 模型仅去除部分腭板，基本可以完全自愈，不易用来评估骨材料的效果。对于牙槽突裂，项目组根据人唇腭裂易发生缺损的部位建立了相应模型，该模型尚未见相关报道。对于齿槽裂，项目组在 Kamal 模型的基础上，又将侧面的骨全部去除，以预防发生骨自愈。总之，在出生缺陷动物模型的建立方面，项目组进行了新的尝试，可以探索组织器官再生的机制，为产品开发提供理论基础。

（三）生物 3D 打印技术处于国际领先水平

生物三维打印不同于普通三维打印，其处理对象是具有活性的生物元素。生物 3D 打印定制的外型框架需要具有生物相容性和一定强度以维持目标组织的复杂结构，同时限定组织生长的界限。目前，国内外大量研究直接在多孔支架上进行细胞培养，由于养分和氧气的扩散能力有限，内部细胞容易出现大量死亡的现象。本项目利用明胶微载体培养间充质干细胞形成微组织，将活性良好的微组织注射至 PLA 材料打印的外耳框架中，构建“上皮—软骨”宏观组织，整合了当下最优良的技术手段。就目前进展而言，该研究处于国际前沿。针对材料的功能化过程中应用生长因子和干细胞容易扩散的问题，项目组建立了生长因子或 / 和干细胞特异结合支架材料的原创技术，构建功能生物材料，解决了组织再生的关键应用问题，领跑于国际上该领域的研究（表 2–14）。

表 2–14　2016YFC1000800 项目研究进度判断

机构名称	相关研究内容	相关研究成果	本项目与国外机构相关研究内容自评价
中国科学院遗传与发育生物学研究所	出生缺陷修复基础与应用系统研究	成立“出生缺陷组织器官再生修复工程中心”	□领跑　☑并跑　□跟跑
国家卫生计生委科学技术研究所	唇腭裂动物模型	建立多个出生缺陷疾病动物模型	□领跑　☑并跑　□跟跑
清华大学	生物 3D 打印	申请专利 2 项、获得授权专利 1 项	☑领跑　□并跑　□跟跑

第八节 “避孕节育及兼有治疗作用的新药具研发”项目

一、项目简介

（一）主要研究内容

（1）将国际“固体口服药物的优势晶型”“生物可降解的长效缓控释药具”“高通量高内涵的创新避孕节育药物发现”等先进技术引入中国的避孕节育药具研发，解决了中国原有避孕节育药具研发的技术滞后现状问题。

（2）新产品研发（固体口服、局部药环、凝胶等短效药具，皮贴、局部药环等中效药具，注射、皮埋、宫内节育器等长效药具），克服中国现有避孕节育药具产品的临床疗效不一致、副作用显著、缺少避孕节育及兼有治疗功能产品的科学问题。

（二）团队组成与优势

项目打破了中国避孕节育药具全部依靠仿制（激素类药物）的模式，从新物质（激素类、非激素类）、新材料（药物晶型原料、生物可降解器具、宫内节育器）、新功能（涵盖短效、中效、长效范围）、新用途（避孕节育及兼有治疗作用）等创新技术和产品研发入手，联合了国家级科研机构、省市级专业科研机构、大学、企业等 18 家单位共同开展技术攻关。

（三）任务分工（表 2–15）

表 2–15　2016YFC1000900 项目任务分工

课题名称	牵头单位	负责人	主要参与单位
基于高效晶型筛选技术平台的优势晶型避孕药物研发	中国医学科学院药物研究所	吕扬	国家卫生计生委科学技术研究所、华润紫竹药业有限公司、悦康药业集团有限公司

续表

课题名称	牵头单位	负责人	主要参与单位
可生物降解长效缓控释新剂型的避孕及兼治疗作用的新药具研发	上海市计划生育科学研究所	陈建兴	中国科学院理化技术研究所、辽宁省计划生育科学研究院、国家卫生计生委科学技术研究所、上海智同医药科技有限公司、华中科技大学
基于新材料的安全高效新型宫内节育器研发	国家卫生计生委科学技术研究所	贺斌	北京大学、华中科技大学、中国科学院理化技术研究所、山东省妇幼保健院（山东省计划生育科学技术研究所）、吴江永元生物科技有限公司
避孕兼顾治疗作用的阴道环新器具研发	上海市计划生育科学研究所	邵海浩	国家卫生计生委科学技术研究所、北京大学第三医院、上海达华药业有限公司、丽江映华生物药业有限公司
基于高效晶型筛选技术平台的优势晶型避孕药物研发	中国医学科学院药物研究所	杜冠华	国家卫生计生委科学技术研究所、华中科技大学、黑龙江成功药业有限公司、上海市计划生育科学研究所、南昌大学、中国科学院动物研究所

二、项目进展情况

（一）将 3 种国际先进关键技术引入避孕节育新药具研发

通过近两年的项目实施，项目组完成了适用于避孕节育及兼有治疗作用新药具研发的“优势晶型”“新释药系统”“高通量筛选”3 个关键技术平台，并已应用于项目产品研发。通过“优势晶型”技术，完成 7 种避孕节育药物的多晶型筛查，制备获得了 40 种晶型及共晶物质，阐明晶型种类、数量并进行了全面的表征分析。通过“新释药系统”研究，完成生物降解型左炔诺孕酮长效注射微球、左炔诺孕酮长效皮下埋植剂 9 种可生物降解长效缓控释新剂型的临床前研究部分工作。通过“高通量筛选”技术建立 5 种适合避孕节育药物高通量、高内涵筛选模型，完成化合物 / 提取物 / 抗病原微生物样品的 10 余万样次筛选，发现了 12 个具有潜在避孕节育兼有治疗作用的非甾体类活性化合物，并完成 5 个先导物的初步成药性研究，为开发具有中国自主知识产权的创新药提供重要的物质基础。

（二）新型功能材料的研发与应用取得重要进展

针对宫内节育器创新产品，项目组开展了新型超细晶铜材料（0.3 微米）、低密度聚乙烯合金基铜材料、含有壳聚糖铜配位物的节育器抗菌高分子材料、基于温敏型形状记忆镍钛合金材料等 4 种新功能材料的研发；针对新药具产品，项目组开展了生物可降解微球、皮贴剂、埋植剂等新材料的研发；针对原料药产品，项目组开展了 7 种药物多晶型的系统研究，发现了多种新的晶型物质状态，通过晶型成药性评价研究确定了每种药物的优势药用晶型。

（三）新型药具产品研发取得阶段性进展

项目组开展了单一或复方成分的避孕节育及兼有治疗作用的新药具产品研发，涉及的新药具品种包括缓释避孕微针贴剂、曲普瑞林微球、戈舍瑞林皮下埋植剂、复方依托孕烯周期性阴道避孕环等 13 个新药具产品（含 4 种皮埋剂、2 种微针贴剂、1 种 IUD 新材料部件、6 种阴道环），已完成处方筛选与工艺研究。应用晶型技术，协助企业开展 1 个仿制药品种的药学晶型一致性评价研究。

三、国内外比较分析

（一）可生物降解长效缓控释避孕制剂研发填补国际空白

在“新释药系统”方面，国内外已上市的可生物降解长效缓控释避孕制剂产品数量极少，但近年来备受生殖健康领域研发机构和各个国际公益组织关注。本项目将首次研发可避孕 6 个月的左炔诺孕酮长效注射微球、避孕 18 个月的左炔诺孕酮埋植剂、避孕 12 个月的孕二烯酮埋植剂和缓释 1 周的避孕微针制剂，填补国际在长效缓控释避孕制剂领域的空白。

（二）宫内节育器 IUD 用新型超细晶铜材料研发处于国际领先水平

宫内节育器 IUD 在临床的使用已有 40 余年，研究表明包括 IUD 在内的长效可逆避孕方法（LARC）明显优于避孕药、贴剂或环，是防止意外妊娠最具成本效益的可逆性避孕措施。常见不良反应是发生点滴出血或出血，出血和疼痛经常伴随存在，始终未得到解决。IUD 的研究重点主要在于减少其副反应，增加使用者的适应性，同时 IUD 的作用也从单纯用于避孕发展到尝试用于治疗妇科疾病。目前，新型 IUD 研发主要包括载药与非载药 IUD 的研发，非载药 IUD 多是基于 Cu 的用量、形态或合金基等。本项目针对低铜离子爆释和低密度聚乙烯合金基的 IUD 用新材料，有效降低了现有铜离子爆释现象，并适当提高了稳定期铜离子释放率，研发水平处于国际领先位置。

（三）具有避孕节育兼有治疗功能的非甾体类、中药类、抗病原微生物类活性成分研发处于国际领先水平

鉴于目前临床应用的避孕节育药物多为甾体类，副作用多，且中国避孕兼有治疗作用药物源头创新薄弱的现状，本项目开展非甾体、中药与抗病原微生物类避孕节育兼有治疗作用新药的早期发现及成药性评价研究，以期发现一批具有潜在避孕节育兼有治疗功能的非甾体类、中药类、抗病原微生物类活性成分或组分，通过成药性评价确定具有药用开发价值的药物先导物（或组分），为开发中国自主知识产权的新型避孕节育及兼有治疗作用新药具产品，提供重要物质基础和关键技术支撑。项目通过对精子相关抗生育靶点的研究，基于这些靶点的非甾体药物开发取得显著进展。项目结合精子膜片钳和胞内钙测量技术构建的筛选平台，为国内首创，国际上也仅有个别研究，具有技术优势。SSC-6T 的体外杀精效果比其他体外杀精剂更强且毒性低。LDH-C4 与 Cyp26a1 蛋白融合抗生育的免疫制剂，同时作用于精子和子宫腔上皮，尚未有报道。本项目建立的避孕节育药物高通量筛选的新技术和新方法，以及成药性评价的新体系对中国避孕节育创新药物的研究开发具有推进作用（表 2-16）。

表 2-16　2016YFC1000900 项目研究进度判断

机构名称	相关研究内容	相关研究成果	本项目与国外机构相关研究内容自评价
上海市计划生育科学研究所、上海智同医药科技有限公司、中国科学院理化技术研究所、辽宁省计划生育科学研究院、华中科技大学	可生物降解长效缓控释避孕制剂	申请发明专利 3 项、获得实用新型专利 2 项	☑领跑　☑并跑　☐跟跑
国家卫生计生委科学技术研究所、华中科技大学、中国科学院理化技术研究所、山东省计划生育科学技术研究所、北京大学、吴江永元生物科技有限公司	宫内节育器 IUD 用新型超细晶铜材料	出版专著 1 本	☑领跑　☐并跑　☐跟跑

续表

机构名称	相关研究内容	相关研究成果	本项目与国外机构相关研究内容自评价
中国医学科学院药物研究所、上海市计划生育科学研究所、中国科学院动物研究所、南昌大学	具有避孕节育兼有治疗功能的活性成分研发	申请发明专利7项、实用新型专利2项，获得发明专利授权4项，发表论文6篇	☑领跑 □并跑 □跟跑

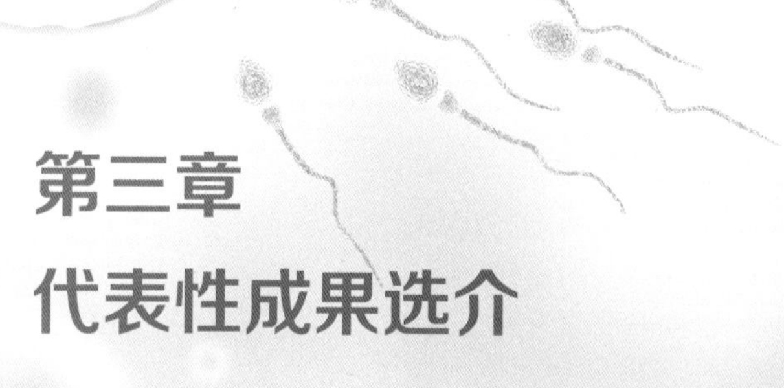

第三章
代表性成果选介

本章以首批启动的 8 个项目为单元，分别介绍各项目具有代表性的科研成果概况。

第一节 “中国人群辅助生殖人口及子代队列建立与应用基础研究”代表性成果

一、出生队列云端信息化平台

针对全国性队列建设面临的系统性困难，项目组依托互联网技术建立了一套出生队列云端信息化平台，该平台由 4 个子系统组成（图 3-1），目前均已申请获得国家软件著作权，具体如下。

（1）出生队列成员管理系统（2017SR167271）：通过各个时期的阶段管理，记录纳入队列的问卷及样本完成情况，结合查询统计功能展示各课题组和中心纳入的队列成员的各种结果。

（2）出生队列网页式问卷调查系统（2017SR167831）：可以实现电脑浏览器进行问卷调查，并将问卷调查结果存储至数据库。

（3）出生队列题库式问卷编辑系统（2017SR167344）：能够自定义编辑和部署问卷，自动完成问卷中所有变量的常规统计分析和图表展示，自动进行逻辑核查。

（4）出生队列无纸化问卷调查 App 系统（2017SR167826）：能够在线完成推送问卷，自动上传数据结果，实时更新队列成员随访状态。

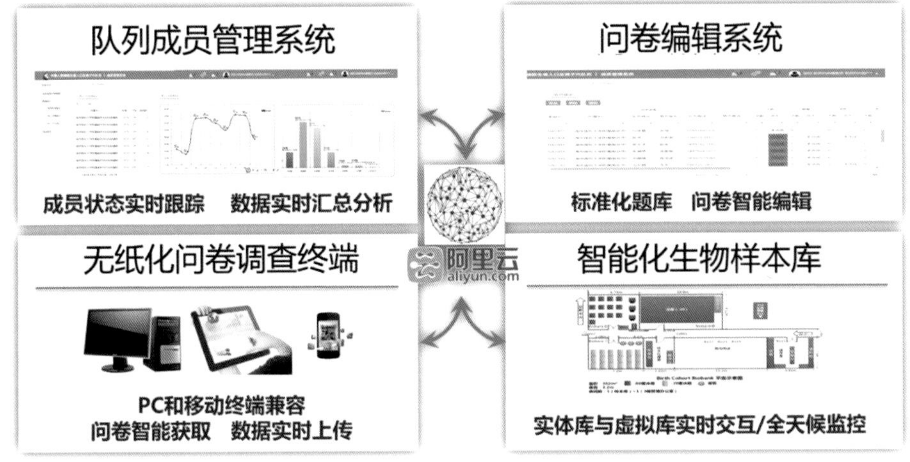

图 3–1 信息化平台简介

二、国家出生队列专用生物样本库

国家出生队列专用生物样本库占地面积约为 1360 平方米，共 23 个房间，主要分为综合监控、物资储备、档案管理、样本处理和样本存储五大功能区域。依据中国医药生物技术协会生物样本库质量标准，运用 Freezerpro（Ruro）样本管理系统进行样本入库和出库管理。样本库在环境设施、安全设施、应急照明和日常运维等方面也做了大量工作，该样本库的管理体系具有极高的可靠性和安全性。项目组积极推进生物样本库标准化建设，2017 年通过 ISO9001:2015 质量体系认证，成为 ISBER 国际会员，成为江苏省生物样本库联盟单位，目前正在申请人类遗传资源采集、收集、买卖、出口、出境审批。目前，国家出生队列生物样本库已入库 37 114 份血块，39 346 份血清，35 170 份尿液。这些生物样本可以为研究各类辅助生殖技术和方案的安全性和适用条件，揭示遗传、环境、配子源性及妊娠因素对妊娠结局和子代健康结局的影响和机制等研究提供宝贵的样本和数据资源，该库已经具备提供高质量医学科研服务的能力（图 3–2）。

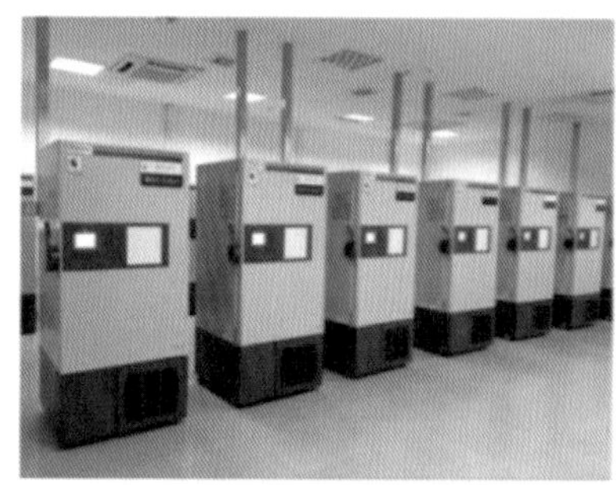

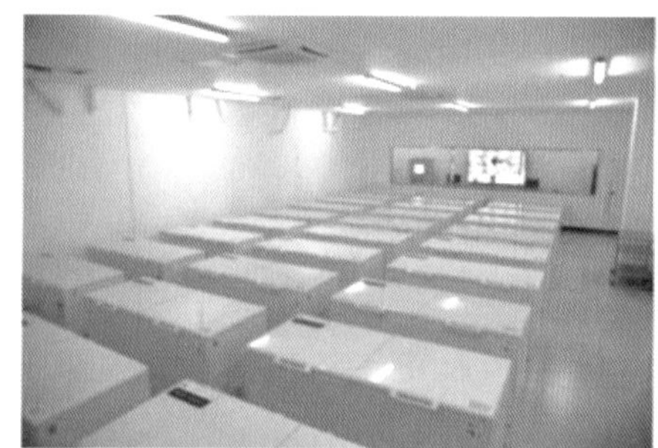

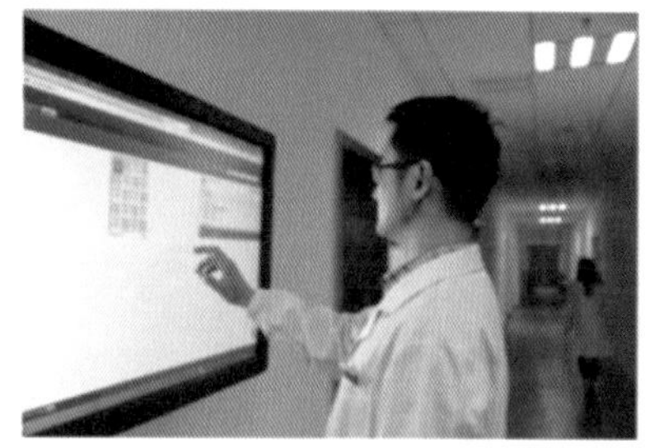

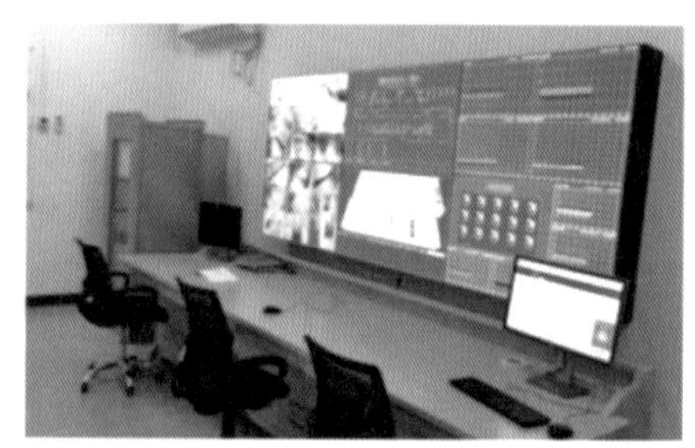

图 3–2　出生队列生物样本库日常运维

第二节　“生殖遗传资源和生殖健康大数据平台建设与应用示范”代表性成果

一、首次发现孕期暴露于亚微米颗粒物与早产发生风险显著相关

项目组充分利用生殖健康数据平台收集的全国范围内出生队列人群健康监测数据及汇交的卫星遥感数据、地面监测站数据、土地利用数据和气象数据，通过数据开放共享，首先根据各类环境数据反演推算每个孕妇暴露的亚微米颗粒物（particular matter with aerodynamic diameters ≤ 1 μm, PM_1）浓度，并与孕产妇的受孕及妊娠结局数据进行关联分析，在国际上首次发现孕期暴露于 PM_1 与早产发生风险呈显著相关，孕早期、中期、晚期及整个孕期的 PM_1 暴露每增加 10 微克 / 立方米，分别导致早产的发生风险增加 7%、10%、4% 和 9%；高污染地区（PM_1 浓度大于 52 微克 / 立方米）与低污染地区（PM_1 浓度小于 34 微克 / 立方米）相比，孕产妇发生早产的风险增加 36%；研究还发现孕期 PM_1 暴露对早产的影响在年龄较大（30 ～ 50 岁）、农村户口、

职业为农民、孕前超重或肥胖及秋季怀孕的孕产妇人群中更强。该研究结果被国际顶级期刊《美国医学会杂志》（*JAMA*）旗下子刊《美国医学会小儿科学期刊》（*JAMA Pediatrics*）通过封面论文在线发表，这项研究首次为大气污染物相关标准及公共卫生政策的制定提供了重要依据，对于采取有效措施减少空气污染对孕妇发生早产的风险也有实用价值。研究结果发表后，悉尼先驱晨报、雅虎新闻等 17 家境外新闻媒体先后转发了该研究成果并发表述评。

二、首次发现丈夫吸烟可增加女性罹患高血压疾病的风险

项目组利用生殖健康数据平台收集来自 500 万对夫妻的大样本育龄人群健康监测数据，开展横断面关联挖掘分析，发现并报道了丈夫吸烟与妻子罹患高血压的风险呈显著相关，且妻子患高血压的风险比值随丈夫每日吸烟剂量、丈夫吸烟累计剂量的升高呈线性升高趋势，针对女性不吸烟的家庭而言，丈夫戒烟将有利于降低女性患高血压的风险。该篇文章发表在美国心脏病协会杂志（*Journal of American Heart Association, JAHA*）上，并被《中国循环杂志》微信公众号头条报道。该研究结论提示仅在公共场所控烟是远远不够的，其触角应该深入家庭，为了家庭成员的健康，为了下一代的健康，每个公民都应该加强戒烟意识，尤其是在家庭中，对于我国控烟策略的制定与实施具有重要价值。

三、胎儿心音智能辅助诊断框架

牵头单位国家卫生计生委科学技术研究所与重庆邮电大学合作，建立了“医学影像大数据与智能计算研究中心”，开展面向基于生殖健康的大数据挖掘与智能计算技术研发，与澳大利亚 The University of Queensland 在基于人工智能技术的计算机辅助诊断方面展开合作，研究建立了基于多尺度、多分辨率深度卷积神经网络的心音智能辅助诊断框架，利用收集整理的心音数据，建立了基于多尺度、多分辨率一维深度卷积神经网络的心音智能诊断框架，在 3200 例成人心音的智能诊断实验中，对心音片段的诊断正确率可达 85%，对整条心音记录的精确诊断率达 80%。

第三节 “高龄产妇妊娠期并发症防治策略研究”代表性成果

一、高龄产妇健康行动平台

为实现数据和标本的标准化采集与管理，保证数据质量，提高研究效率，项目组建成了“高龄产妇健康行动平台”（网址：http://unihope.bjmu.edu.cn/），并正式上线投入使用。该软件系统科学严谨、界面友好，可通过电脑及各类移动终端进行操作，支持多项目、多用户同时运行，实现了配置独立、运行独立和权限独立，其研究数据采集、入组对象及项目人员管理、项目进度统计等功能高度契合产科队列建设特点，是实现队列建设智能化和标准化的重要基础性成果。在数据采集方面，充分发挥了电子化数据采集系统优势，具备数据及时上传、表单内自动计算、录入实时校验等功能，特别是在数据逻辑校验方面严控缺失值与异常值。同时，还开发了平台微信端，具备非专业性问题孕妇微信端自填、随访提醒推送等功能，切实减轻临床科研人员负担，保证核心信息的采集质量。在项目管理方面，系统具备简单数据统计功能，可实时把握各课题单位孕产妇招募进度。同时，项目整体层面及各分中心内部设置两级管理人员，系统中可扩展分中心数量，分中心内部各类角色也可结合自身实际进行配置，增强了项目实施灵活性。

二、妊娠疾病潜在分子靶标

中国科学院动物研究所与北医三院合作，通过体外实验及小鼠模型，探索分子标记物及其相关信号通路的作用机制。通过对胎盘内 miRNA 的研究，发现 miRNA 对于滋养层细胞分化、功能调节及相关疾病发生具有重要作用。miR-22 通过靶向调节雌激素受体 α（ERα）而抑制 ERα/aromatase/E2 轴，影响滋养层细胞雌二醇分泌。子痫前期患者血浆中的睾酮水平和胎盘组织中的 miR-22 显著上调，说明子痫前期患者体内雌雄激素的失调可能部分是由于睾酮通过 miR-22 介导的雌激素信号通路抑制效果所导致的。miR-195 可抑制线粒体蛋白 FOXRED1 和 PDPR 的合成，而降调 FOXRED1 和 PDPR 减少线粒体能量产生，进而促进氧化应激导致的滋养层细胞凋亡。子痫前期患者胎盘组织中的 miR-195 显著下调，提示 miR-195 下调可能是胎盘为避免氧化应激条件下过度凋亡而减少凋亡的一种补偿措施。此外，研究还发现人蜕膜 NK 细胞（dNK）不仅可通过分泌 HGF 和 IL-8 促进滋养层细胞浸润，还能够通过合成 HGF 和 VEGF-C 训导滋养层细胞向血管内滋养层细胞方向分化。上述研究为相关妊娠疾病的预防和治疗提供潜在分子靶标。

三、指南、诊治规范

由漆洪波教授团队主笔完成的《孕前和孕期保健指南》于 2018 年 1 月发表于《中华妇产科杂志》（图 3-3）。据中华医学会统计，该指南是中华医学会所有指南（包括内科、外科、妇产科、儿科指南）中自发布后阅读下载量最大的，对国内产科医师具有重要的临床指导意义。该版指南的第三部分专门增加了高龄孕妇的孕期保健内容，针对高龄孕妇生理学及妊娠期并发症特点，提出更为适宜的围产保健及产前筛查策略，以期有效降低高龄孕产妇死亡和出生缺陷。此外，项目组正积极推进《高危妊娠转诊规范》《严重产后出血救治指南》《高龄及经产妇产房质量控制管理指南》

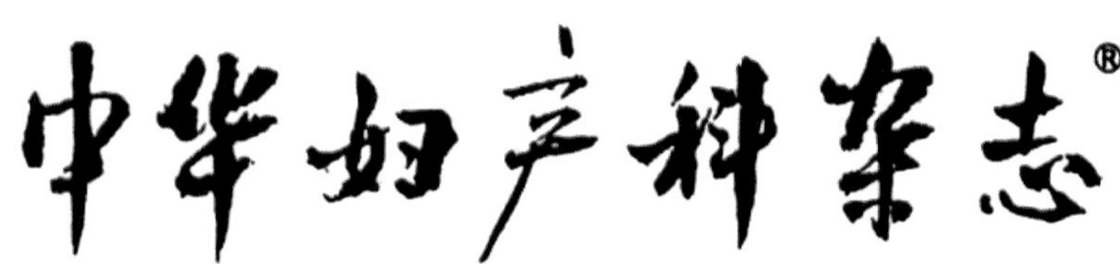

中华妇产科杂志®

CHINESE JOURNAL OF OBSTETRICS AND GYNECOLOGY

月刊　1953年4月创刊　第53卷　第1期　2018年1月25日出版

主　管
中国科学技术协会

主　办
中华医学会
100710，北京市东四西大街42号

编　辑
中华妇产科杂志
编辑委员会
100710，北京市东四西大街42号
电话 (010)85158215
传真 (010)85158358
Email:cjog@cma.org.cn
http://www.medline.org.cn

总编辑
郎景和

编辑部副主任
沈平虎

目　次

新年致辞

为健康中国做出贡献 …… 郎景和 1

临床指南

多囊卵巢综合征中国诊疗指南 …… 中华医学会妇产科学分会内分泌学组及指南专家组 2

孕前和孕期保健指南(2018) …… 中华医学会妇产科学分会产科学组 7

图 3-3　《中华妇产科杂志》刊登《孕前和孕期保健指南（2018）》

《剖宫产瘢痕部位胎盘植入质量控制管理规范》《产后出血高危孕妇分级管理和转诊指南》《中国双胎妊娠诊治指南（修订）》《前置胎盘孕期转诊指南》等多项全国性临床指南 / 诊疗常规的编写和修订工作，《高危妊娠转诊规范》《严重产后出血救治指南》2 项指南 / 规范的草稿已提交相关领域专家修改，有望于 2018 年年内发布。

第四节 “中国人群重大出生缺陷的成因、机制和早期干预”代表性成果

一、首次发现母亲胎盘汞或甲基汞含量与胎儿 NTDs 发病风险呈正相关

项目组在人体内环境污染物暴露水平与 NTDs 发病风险关系的研究中发现，母亲血液、胎儿脐血、脐带组织和胎盘多环芳烃（PAHs）浓度与胎儿 NTDs 发病风险呈正相关，并首次发现母亲胎盘汞或甲基汞含量与胎儿 NTDs 发病风险呈正相关（图 3–4）。

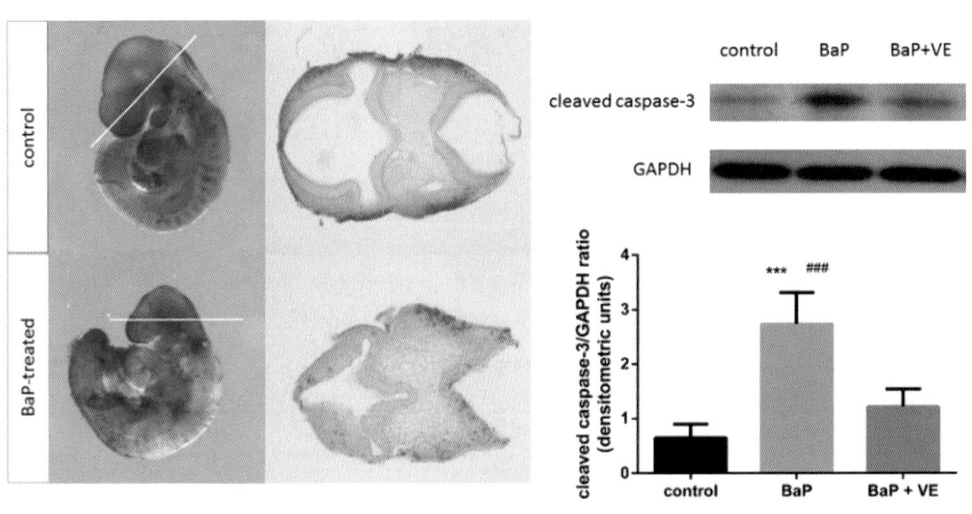

图 3–4 BaP 暴露诱导神经管畸形的发生

二、X 染色体的定量检测新方法

特纳综合征（TS）由 X 染色体完全、部分或嵌合缺失导致的疾病，研究发现半数 TS 患者存在先天性心脏异常。项目组基于 X 染色体失活特异的 DNA 差异甲基化位点（XIDMS），通过对相关区域 DNA 甲基化状态的定量分析，建立了 X 染色体定量检测的新方法，这种方法不仅可以检测 TS，也可以检测其他 X 染色体疾病；这一方法无须细胞培养、操作简便，便于自动化与并行检测，适用于大规模样品检测和新生儿筛查，目前已在项目组广泛应用。

三、确立中国汉族人群非综合征型唇腭裂易感基因

为探索中国汉族人群非综合征型唇腭裂（NSCLP）的易感基因（图 3–5），本项目采用病例对照研究方法，利用 Illumina HumanOmniZhongHua-8 全基因组 SNP 分型芯片对 2096 例 NSCLP 样本和 4051 例对照进行分型，发现了 14 个新的 NSCLP 显

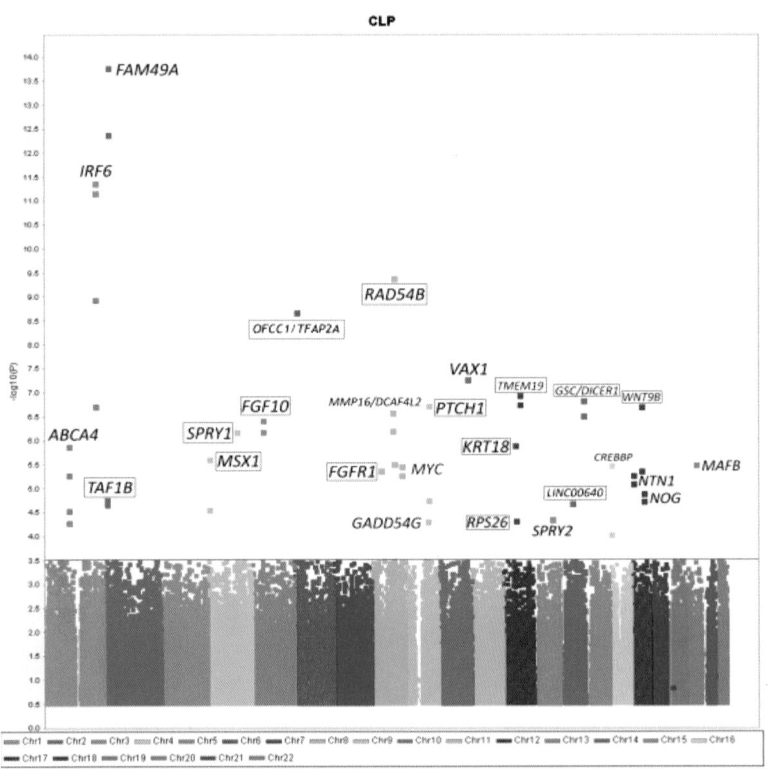

图 3–5　非综合征型唇腭裂的易感基因

著关联区域，同时也验证了既往全基因组关联分析（GWAS）报道的12个风险区域。在此基础之上的跨表型、跨人种的验证分析，进一步提供了有力的遗传学证据，说明唇腭裂的发生在不同的临床表型和不同的人种之间具有较强的遗传异质性。同时，在结合临床资料，进行各表型内性别和孕妇年龄分层分析时，发现在NSCLP表型中1q32.2区域与性别显著关联；8q21.3区域与孕妇生育年龄显著关联，完成中国汉族人群非综合征型唇腭裂易感基因研究，确立了中国汉族人群非综合征型唇腭裂易感基因，为疾病的诊治提供遗传学基础。

第五节 “人类配子发生、成熟障碍与胚胎停育的分子机制”代表性成果

一、阐明卵母细胞向受精卵过渡表观遗传调控机制

项目组范衡宇教授发现，在卵母细胞中敲除CXXC1基因将造成卵母细胞发育异常，不具备进一步发育的潜能，胚胎发育阻滞在一细胞到二细胞期，许多与卵母细胞成熟和受精卵发育激活相关的基因不能正常表达，这表明CXXC1介导的组蛋白甲基化修饰是生殖细胞表观遗传成熟的重要方面，该研究成果发表在*Cell Reports*和*Development*上（图3–6）。

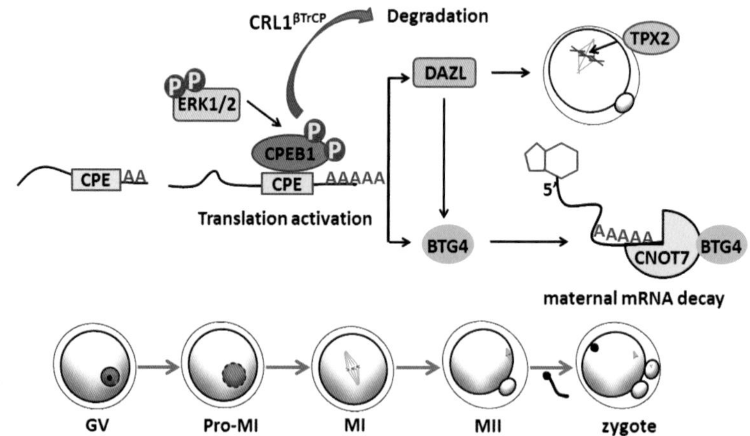

图3–6 表观遗传因子CXXC1在卵子成熟和早期胚胎发育中的功能总结

二、首次发现导致人类卵子 GV 期阻滞的致病基因 PATL2

项目成员桑庆副研究员在一例卵子 GV 期阻滞的近亲家系中发现了 PATL2 突变，随后在散发病例中筛查又发现了 4 名卵子成熟阻滞患者携带 PATL2 的隐性突变，而且部分患者为 GV 阻滞，另有部分患者表现为卵子 MI 期阻滞或极体异常。进一步的基因表达分析发现，PATL2 特异高表达于人类卵子及早期胚胎（其他组织或器官基本不表达），提示了 PATL2 在人类卵子成熟过程中发挥着重要功能。患者卵子在体研究展示，部分突变导致 PATL2 的 mRNA 剪接异常，其余突变导致 PATL2 蛋白表达降解，所有突变均导致 PATL2 蛋白功能丧失，最终导致卵子 GV 期阻滞。由此证明 PATL2 基因突变导致了人类卵子 GV 期阻滞（图 3-7）。该研究于 2017 年发表于权威遗传学杂志 *Am J Hum Genet* 上，并且 PATL2 基因及其突变表型分别被在线孟德尔数据库（OMIM）所收录。

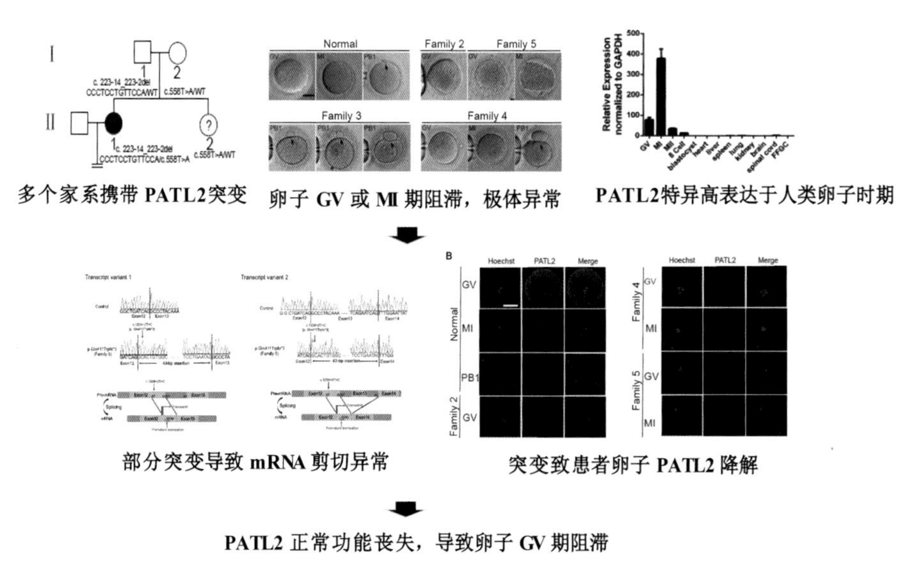

图 3-7 PATL2 突变导致人类卵子 GV 期阻滞及致病机制

三、解析 X 染色体起源的逆转座基因 RPL10L 在精子发生中的功能

RPL10L 是一个位于常染色体并在睾丸中特异表达的逆转座基因，它的前体是 X 染色体上一个核糖体蛋白编码基因 RPL10。史庆华教授组利用 CRISPR/Cas9 的方法

制作了 Rp1101 敲除小鼠，发现雄性个体的精子发生障碍且不育，具体表现为绝大多数精母细胞发育停滞在减数第一次分裂前期向中期转换时，没有减数分裂后的生殖细胞产生；而外源导入 RPL10L 表达载体能够补救 RPL10 敲除细胞的增殖和存活，更重要的是，Rp1101 启动子驱动的 Rp110 转基因能够重建 Rp1101 敲除小鼠的精子发生和生育力。研究证实 Rp1101 能够补偿 MSCI 导致的 Rp110 转录沉默以保证正常的精子发生，为基于 MSCI 的逆转座基因补偿假说提供了直接的实验证据，也为 X 染色体起源的逆转座基因的进化机制及其在雄性生殖过程中的作用提供了新的理论依据和见解（图 3-8）。

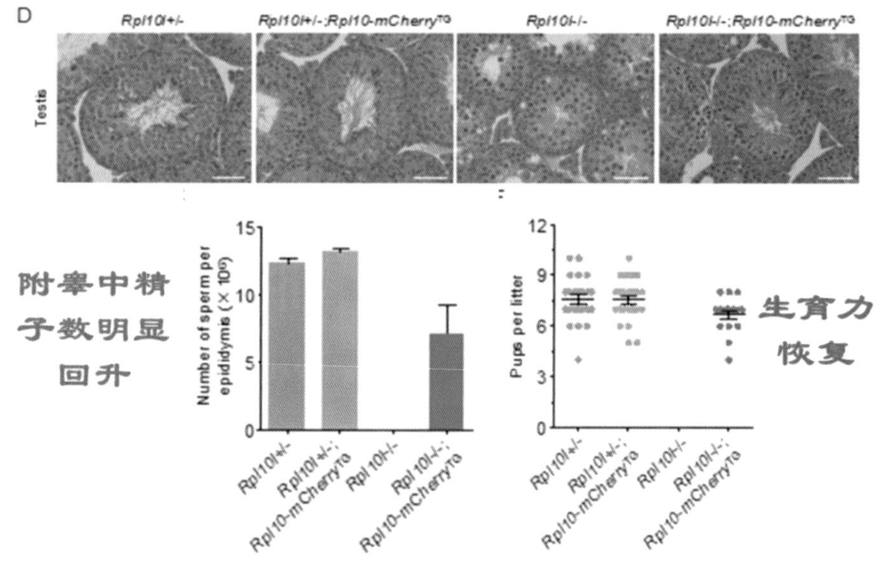

图 3-8　Rp1101 通过逆转座弥补 Rp110 失活对精子发生的影响

第六节　“常见单基因病及基因组病无创产前筛查及诊断技术平台研发及规范化应用体系建立”代表性成果

一、采用芯片用于从外周血中分离捕获 FNRBCs

项目组采用一种具有良好生物兼容性的芯片用于从外周血中分离捕获FNRBCs，

结合芯片上原位分析技术，可以实现无创产前检测。此芯片采用在玻璃衬底上沉积 HA/CTS 纳米颗粒制备具有 3D 结构的纳米薄膜、生物链接上高特异性的抗体 anti-CD147、增强细胞与基底芯片的相互作用，实现对于目标细胞的高效捕获。采用“三色”免疫荧光染色法对 FNRBCs 进行鉴定和计数。通过优化抗体浓度，可以实现从脐带血为模型中获得 2400 颗 /mL 的捕获效果，并且对比光滑衬底及常用的抗体 CD71，证实 anti-CD147 包覆的 HA/CTS 纳米基底具有非常好的捕获效果和特异性。研究人员针对从母体外周血中捕获到的目标细胞进行来源验证，结合 FISH 分析技术辅助免疫荧光染色证明，anti-CD147 特异捕获到的目标细胞可以使用简单的免疫荧光染色法进行准确鉴定，其可靠性比较好。针对 10 ～ 30 孕周正常的孕妇外周血中的 FNRBCs 数目进行了统计和分析，发现外周血中 FNRBCs 大体趋势为随孕周变化在 17 ～ 20 孕周数量比较高，并且验证平台的稳定性和可以用于整个孕期实时监测 FNRBCs 的数量变化预测胎儿的健康状况。最后，结合 FISH 检测技术对胎儿染色体异常进行了检测，成功地对 4 例 21- 三体和 3 例 13- 三体病例进行了准确判定。

二、核酸提取仪样机

项目组针对核酸提取仪该团队已经申请 6 项专利，其中 5 项发明专利均进入实审状态，1 项实用新型专利获得授权。并且已经完成细菌、唾液、组织、病毒、全血、游离核酸 6 种核酸提取仪配套试剂盒的研制工作，均已完成自测（图 3-9）。该仪器相对于同类产品，具有明显优势：①操作简单，无须离心，磁性分离即可实现 DNA/RNA 的提取。②速度提升，手动法完成样品提取只需 40 分钟，可进行批量操作，也可配合自动化仪器使用。③高效实用，试剂盒独特分离作用的磁珠和缓冲液系统，可从 2.0 ～ 5.0 mL 菌液中分离纯化 10 ～ 30 微克高质量质粒 DNA，OD260/OD280>1.8。④功能多样，项目组开发了针对不同类型样品核酸提取的多样化试剂盒系列，可满足不同条件和环境下的使用要求。⑤使用安全，无毒无污染，不含氯仿、酚等有毒试剂，绿色环保，不会像其他提取方法一样对使用者身体产生危害。

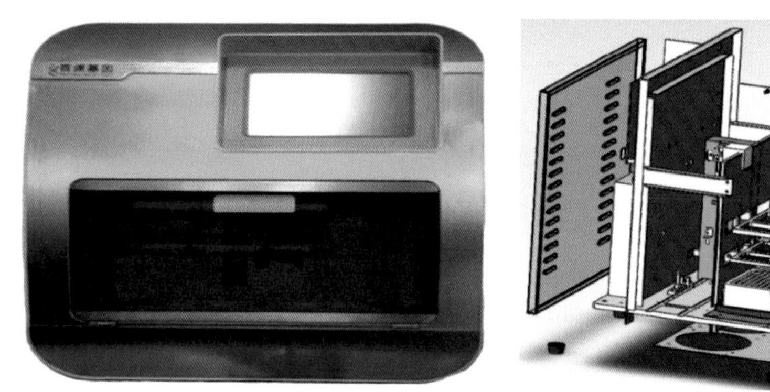

图 3-9　核酸提取仪结构和外观

第七节　“出生缺陷组织器官再生修复产品的研发”代表性成果

一、适用于耳鼻损伤修复的新型 3D 生物打印材料

基于 3D 生物打印技术制造个体化的耳鼻组织支架结构，是解决自体移植人体组织雕刻获得三维结构支架难与患病部位理想匹配问题的有效途径。而现有 3D 生物打印材料普遍无法实现快速成型，且可调节性能差，严重限制了体外组织的三维重建，这类材料的研制是生物组织三维重建的瓶颈。针对目前 3D 生物打印材料存在的缺陷，项目组展开攻关，目前已初步研发获得了一种胶原 - 壳聚糖复合生物基 3D 打印材料。该材料在 10 ～ 37 ℃温度范围，固化速度不超过 40 s，并具有良好的力学强度，成型后不易塌陷；在该材料内培养间充质干细胞，3 天后细胞存活率可达 85% 以上，具有良好的生物相容性（图 3-10）。这种材料是耳鼻组织三维重建在材料上的突破。该部分工作已申请国家发明专利保护。

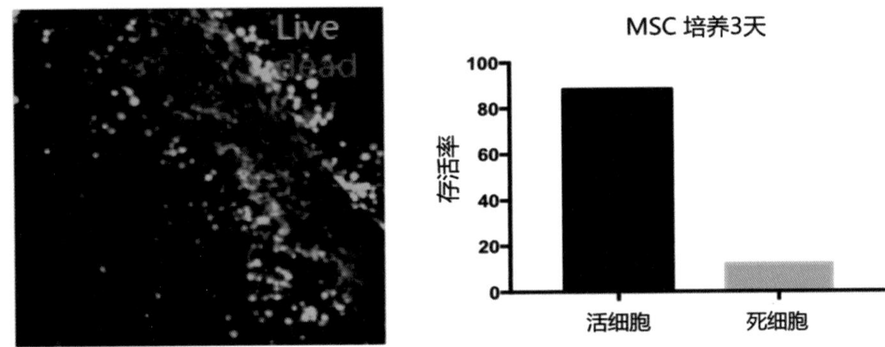

图 3-10　间充质干细胞在胶原 - 壳聚糖支架材料内的细胞活性

二、开展了功能生物材料对大段尿道损伤的大动物实验研究

项目组建立了比格犬大段尿道损伤模型（长 5 cm），利用功能生物材料进行再生修复，并取得了良好效果。

我们在比格犬阴茎骨和尿道球部切除 5 cm 尿道海绵体，将功能生物材料移植在缺损部位。6 个月后，取材进行观察。发现功能生物材料组的疤痕形成明显较少，而组织学观察也发现，经功能生物材料修复后，再生的上皮层更接近正常组织，且其上皮组织和平滑肌组织的再生情况均好于不进行修复及一般材料修复组（图 3-11）。尿道大段缺损的大动物修复实验，为功能生物材料应用于临床提供了依据，推动了其向临床的转化。

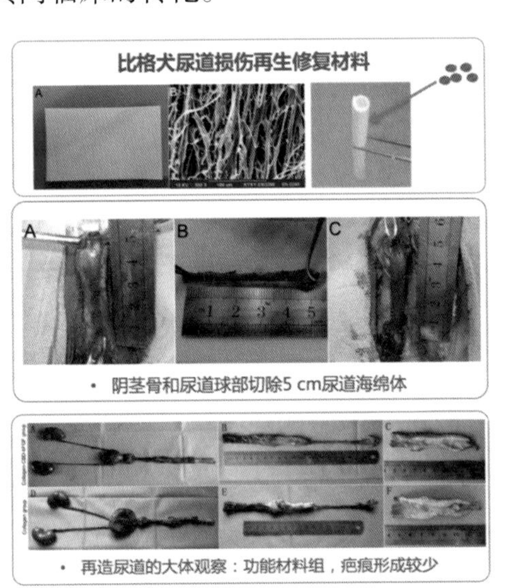

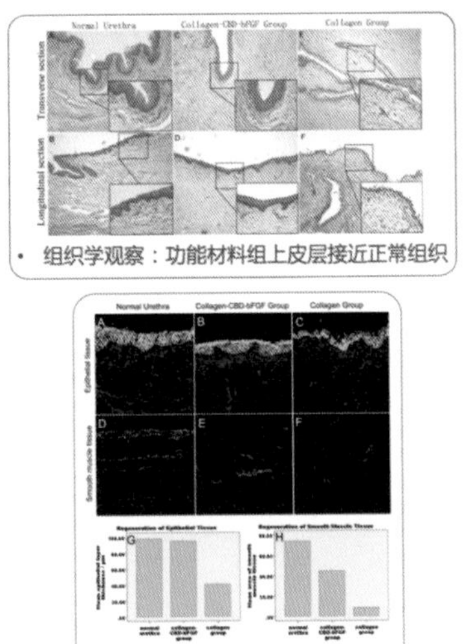

图 3-11　功能生物材料对比格犬大段尿道缺损的再生修复微组织培养

第八节 “避孕节育及兼有治疗作用的新药具研发”代表性成果

一、生物降解型左炔诺孕酮长效注射微球

生物降解型左炔诺孕酮长效注射微球是由上海市计划生育科学研究所研制的新型缓控释避孕制剂，它只需普通注射给药，无须手术或大创口给药，可在体内生物降解并平稳释药，避孕效果高、安全性好，也无须在药物释放完全之后采用手术取出药具/载体。该项目已获得由美国盖茨基金会资助、美国家庭健康国际组织（FHI360）立项管理的专项基金资助。基金会和上海计划生育研究所已签订了第2期资助合同，拟资助该产品直接在美国进行新药申报。如能顺利产业化，将由盖茨基金采购用于非洲贫困国家的妇女慈善事业。目前，该项研究已进入中试放大阶段，预计将在2～3年后向美国FDA进行新药注册申请。

二、可生物降解型长效避孕皮下埋植剂缓释载体

项目组杨立群团队成功地开发了一类生物相容性好、尺寸稳定性高、降解速率可控的无定形态药物缓释载体，突破性地解决了生物降解型长效皮下埋植避孕剂载体材料面临的药物溢流、酸性降解产物易造成局部无菌炎症及尺寸稳定性与降解速率兼容性差等系列挑战性问题，为生物降解型皮下埋植避孕剂的设计与开发提供了良好的载体材料；通过对生物降解型聚合物的性能调控及降解机理研究，实现了载体材料的可控降解及对孕激素的缓控制释放，为生物降解型皮下埋植避孕剂的临床应用奠定了基础。这一研究成果获得了第二届全国妇幼健康科学技术奖科技成果奖一等奖（图3-12）。

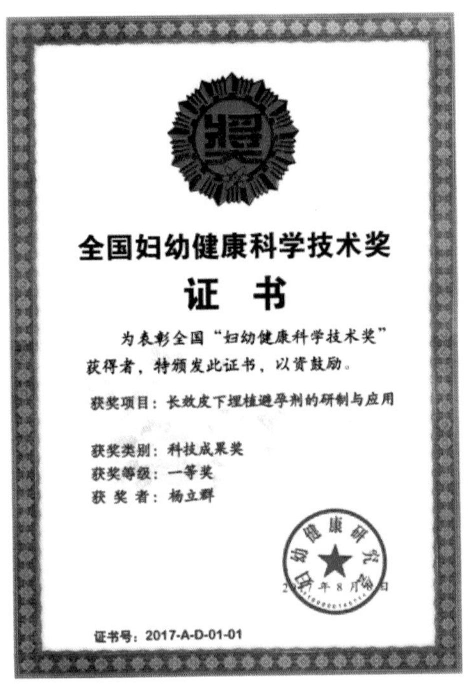
全国妇幼健康科学技术奖

证 书

为表彰全国“妇幼健康科学技术奖”获得者，特颁发此证书，以资鼓励。

获奖项目：长效皮下埋植避孕剂的研制与应用

获奖类别：科技成果奖

获奖等级：一等奖

获 奖 者：杨立群

证书号：2017-A-D-01-01

图 3–12　无定形态药物缓释载体获奖证书

三、酸性避孕凝胶

酸性避孕凝胶目前已完成临床前药效学、药代动力学和大部分临床前安全性评价，正在补充 GLP 兔阴道黏膜刺激性实验、GLP 过敏实验等，在整理全套临床前研究资料后，即可申报新药临床试验批文。同时，由于酸性避孕凝胶可能申报医疗器械，正在按照医疗器械申报要求，重新整理了“酸性避孕凝胶”的产品性能研究、产品技术要求的研究和编制说明、产品生物相容性评价研究，以及产品有效期和包装材料。已进行产品的中试研究，并初步整理了医疗器械申报资料，已向上海市药品与食品监督管理局提交了医疗器械分类申请。

酸性避孕凝胶产品，如图 3–13 所示。

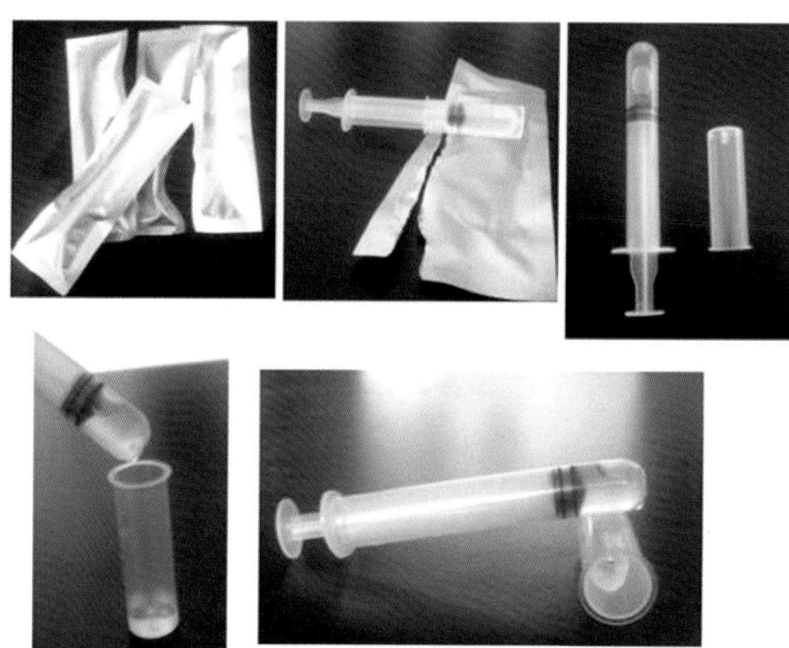

图 3-13　酸性避孕凝胶产品

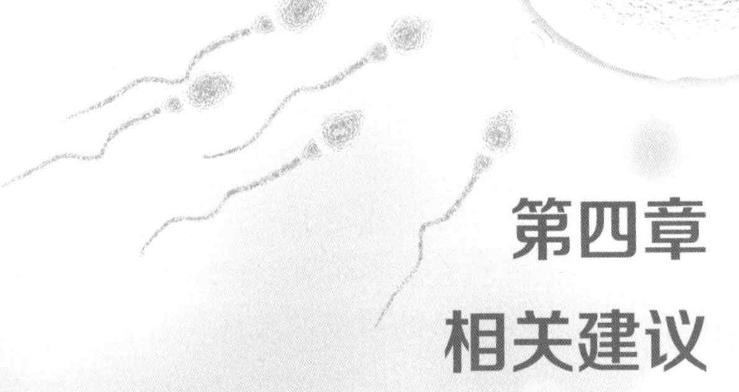

第四章 相关建议

本章主要从完善项目布局、完善医疗卫生政策、改进项目管理等方面提出了建议。

第一节 着眼生殖健康突出问题进一步完善项目布局

一、继续重视和加大生殖健康基础研究支持力度

出生缺陷和不孕不育已成为制约中国人口发展和人口安全的两大瓶颈，而其中很多关键干预技术的产生都必须依赖基础研究突破与理论贡献。目前，传统生殖研究领域取得显著的进步和突破，基因组、转录组、蛋白质组水平的高通量、高精度检测技术，以及基因编辑技术在哺乳动物生殖细胞发生研究中的广泛应用，对哺乳动物生殖细胞和胚胎发育、成功妊娠的分子机理有了深入阐释。然而生殖医学领域尚存在若干重大科学问题和挑战，例如，对人类健康生育的许多基本调控原理和关键因素等问题的认识有限。因此，需要在后续规划中进一步加强多学科、跨领域拓展基础研究，从人类生殖细胞的发生、发育、成熟、受精、胚胎发育、胎儿发育等方面，系统研究人类生殖调控的精细通路，揭示外源与内源因素的相互作用和内在规律，阐释精细化调控生殖发育的新靶标分子和调控途径的关键因素，为建立针对性策略治疗生殖相关疾病和有效阻断出生缺陷提供理论依据。

二、加强临床循证医学研究，支持男性生殖健康相关疾病研究

病因学研究是临床预防、诊断和治疗疾病的基础，具有重要的临床意义。近年来，全球范围都在发展高质量的临床循证医学研究，目前我国生殖医学领域也陆续报道了一些高质量临床研究工作，对疾病的诊断治疗有重要的指导价值。另外，十三五专项中多个团队建立和完善了各类生殖疾病相关的临床研究队列，后续建议多研究中心或团队展开合作，充分整合和共享大型人群或队列研究平台，重点突破常见重大出生缺陷疾病的综合防治、育龄人群生育力监控、高危妊娠预警管理和救治等；同时流行病学专家与临床学家协同研究，优势互补，产出更多具有临床指导意义的循证研究成果。

此外，男性生殖健康的重要性具有全球普遍性，由于现代生活方式改变，男性生殖健康问题越来越突出，其生殖疾病发病率日益增高，而某些疾病病因不明，缺乏有效治疗方法，亟待进一步研究。目前十三五专项中涉及女性生殖健康相关疾病病因学的研究较多，后续规划应加强支持男性生殖健康相关疾病的研究。通过队列研究，结合先进技术，阐明疾病发生、发展和转归机理，明确遗传、环境、免疫、内分泌等因素所致男性生殖障碍的机制和相关治疗靶点，为开发新型不育症治疗药物或优生优育提供新思路。

三、促进前沿技术研发应用

国内“二孩”政策放开，晚育常态化，以及环境污染等使得生殖健康和出生缺陷防控依然面临巨大挑战。从国民生殖健康保障角度，要实现有效的生殖疾病预防、诊断、治疗，仍然存在许多“卡脖子”的关键技术。后续规划需要进一步拓展学科交叉，结合前沿技术，一方面拓展分子与细胞生物学尖端技术在生殖研究领域中的应用；另一方面推动交叉学科领域新兴理论和技术在生殖医学研究中的应用和发展。此外，目前已陆续获得的基础和临床研究成果应加速成果转移转化，开发出围绕迫切需求的临床效果好、价格低、不良反应小的新产品，推广示范应用。

第二节　聚焦研究工作与公众需求 进一步优化卫生与医药政策

一、更加重视出生缺陷“一级预防”

作为世界上人口最多和出生缺陷高发的国家，随着“二孩”政策的放开，出生缺陷防控更加严峻。因此，向育龄人群普及出生缺陷防控知识和政策尤为必要，做好出生缺陷的预防，应从孕前开始，育龄夫妇应该了解和关注出生缺陷的预防，重视孕前和孕期的检查。夫妻双方提前半年进行优生检查，通过基因检测等遗传学手段，排除遗传性的基因缺陷，避免将遗传性疾病传给子代；另外，要注意戒烟戒酒，避免接触放射线和有毒有害物质，避免接触高温环境等。通过染色体筛查可以排除像唐氏综合征这样的染色体异常疾病。对出生缺陷儿童及早诊断，选择最佳的手术矫正时机。

二、完善有关药械审批制度

目前从国家的医疗产品审批制度来看，以生物支架材料为例，其往往作为植入型医疗器械进行审评，但干细胞和生长因子究竟是作为药品还是生物制品进行审评，尚无十分明确的界定。在这种情况下，对于其与生物支架材料的联合制品，评审方法和路径就更加不明确了。我国有不少这类创新产品的上市卡在了这个环节上，这严重制约了功能性生物材料产品的转化和应用，限制了该产业的发展。建议确定如下问题：①明确界定干细胞和生长因子的评审类型。②解决联合制品的分类问题，建立分类和判定原则与工作程序。③解决评审的程序问题，明确申报的资料要求，以及评审的流程及对评审时限的要求。④创新联合制品的评审方法。

第三节 优化项目管理流程提升专项实施绩效

一、落实《通知》精神，切实减轻研究人员负担

为贯彻落实党中央、国务院关于推进科技领域"放管服"改革的要求，2018年7月，国务院印发《关于优化科研管理提升科研绩效若干措施的通知》（国发〔2018〕25号）（以下简称《通知》）。《通知》从科研项目和经费管理、评价激励制度、科研项目绩效评价、分级责任担当机制、科研管理改革试点5个方面，对科研机构的管理提出了规划和要求。为使《通知》实现其"初心"，抓好落实才是关键。科研项目管理部门要尽快出台实施细则，各项目管理专业机构要依据细则做好落实工作，提高服务质量和效率。要将依据不同研究性质，对项目管理全流程进行逐一分解，例如，项目评审立项阶段，针对部分参评人员反映的"水平低的人评价高水平科研"质疑，需进一步完善专家遴选机制，平衡公平性和专业性的关系；在经费使用中，通过建立健全学术助理和财务助理制度，增加经费使用自主权也要放到制度的笼子里，严格监管；在验收阶段，明确科研项目绩效分类评价标准，突出项目质量和科技贡献导向，不搞"一刀切"；改革验收有关要求由于很多大项目都很难以由目前的人均资助额来完成，建议任务验收时对论文"第一标注"要求改为"前两资助"。

二、促进资源共享，鼓励协同创新

首先，应重视样本与数据资源共享。对现有生物样本库进行整合、共享是提高样本资源使用效率的最佳途径，但进行全国范围生物样本库共享仍存在诸多问题，究其原因，主要包括以下方面：①生物样本库建设与整合共享欠缺顶层设计，监管、法律、资金和服务平台等保障落后。②缺乏行之有效的生物样本资源共享利益分配机制，参与主体的利益无法均衡和保障。③样本库尚未实现统一的标准化管理，资源共享与利用面临技术难题。④缺少共享文化，伦理和生物安全保护不力。为此，为实现宝贵的样本资源能够共享，建议加强顶层设计，构建生物样本库资源开放共享网络，制定、推行生物样本库建设标准，推动存量资源的标准化改造，统一样本

库管理信息系统，建设国家生物样本库资源开放共享信息平台，形成能够实现多方共赢、有利于资源开放共享的制度。

其次，建立研发信息沟通交流平台，加强项目实施团队之间的交流协作。一方面，在项目申报的“团队”组建中，项目牵头单位和参与单位间的协作，主要是通过申报项目的牵头人和参与单位的科研人员自发沟通。由于涉及多学科、跨行业的协作，某一领域的专家不一定能被项目牵头人发现。建议通过信息发布，统筹协调，以保证项目牵头人有效组织产学研优势力量围绕重大科学问题、关键共性技术研发，联合攻关，推动项目顺利开展，促进研发取得突破性进展。另一方面，在立项后的研究中，国家重点研发计划已经在不同领域广泛开展，加强项目之间的交流能够使不同项目在实施方案方法上相互借鉴成熟经验，推广好的项目管理做法，普遍提高项目执行效率，促进信息交流，以及资源平台共建、共享，从而在整体水平提升重点研发科研团队的协作水平。

三、建立长效跟踪研究，持续滚动资助机制

持续开展生殖健康研究领域前沿技术发展态势调研，做好项目布局等重大决策研究工作，对于人民急需、新发问题实行持续滚动资助的长效机制，对于重大基础性资源库和平台项目，不应以项目到期而荒废，应采取有效方式使其发挥持续性作用。以大型队列建设项目为例，其设计复杂、人群庞大、实施期限长、研究成果产出周期长，需要漫长的随访过程，坚持队列建设的持续性对于生命早期暴露于生命远期健康结局研究至关重要，对队列项目的资助形式应该更加符合队列研究特点，由现有的有限期限一次性资助转变为长期、持续的滚动资助，队列项目持续资助与研究成果持续考核相结合，为队列研究提供支持和指导。

四、建立科研转化帮扶机制

实时将科研成果进行临床转化，是科技推动生产力的重要表现，也是响应国家十三五号召“完善科技成果转化”的重要体现。成果转移转化需打通从研发到审批上市的诸多环节，对于限制甚至妨碍转化的具体环节要多听取研究者和市场的声音。通过建立成果转化帮扶机制，设立成果转化专项资金和奖金，为研究人员提供市场信息、管理创新等全要素、系统化的资源平台。

附录一

“生殖健康及重大出生缺陷防控研究”重点专项 2016 年度申报指南

中国是人口大国，生殖健康事关国计民生。目前，中国育龄妇女因避孕失败或未避孕意外妊娠所导致的人工流产数占全球年人工流产数的近 50%；10% ～ 15% 的育龄夫妇遭受不孕不育之痛；复发流产和多种妊娠并发症危害 30% ～ 40% 育龄女性及其后代的健康；中国出生缺陷率依然呈上升趋势，每年新增约 90 万例，给社会和家庭带来巨大负担。另外，全面“二孩”生育政策实施后，对高龄妇女妊娠期并发症预防管理、孕产妇与新生儿危急重症救治、出生缺陷预防等提出了新挑战。

为全面落实《国家中长期科学和技术发展规划纲要（2006—2020 年）》和贯彻国务院《改革完善计划生育服务管理决定（2015 年 12 月 31 日）》，进一步加强妇幼健康生育服务，加强基础研究和科技创新，开发推广避孕节育、优生优育、生殖保健的新技术、新产品，经国家科技计划（专项、基金等）战略咨询与综合评审特邀委员会、部际联席会议审议，“生殖健康及重大出生缺陷防控研究”列为 2016 年优先启动的重点专项之一并正式进入实施阶段。

本专项聚焦中国生殖健康领域的突出问题，建立覆盖全国的育龄人口和出生人口队列，重点监控生殖健康相关疾病、出生缺陷和辅助生殖技术；建立国家级战略性的生殖健康和重大出生缺陷生物样本资源库及数据信息库；开展以揭示影响人类生殖、生命早期发育、妊娠结局主要因素为目的的科学研究。实现遗传疾病着床前遗传学诊断、无创产前诊断、胎儿宫内治疗、线粒体病等遗传缺陷性疾病阻断等一批重点技术突破，开发出生缺陷和遗传病治疗新技术和新产品；建立中国重大出生缺陷疾病防治的全链条研发体系，实现人口大省的示范和推广。研发不孕不育防治适宜技术和避孕节育新产品；建立适宜中国人群且经济有效的生殖健康相关疾病预警、早期筛查、诊断、治疗的综合防治示范应用平台。争取全面提升中国生殖疾病和出生缺陷防控科技水平，为保障妇女健康生育、提高出生人口素质提供科技支撑。

专项按照全链条部署、一体化实施的原则，设置了人群和临床队列研究、重大疾病基础研究、前沿技术和产品创新、研发转化体系建立、应用示范和评价研究5个方面主要任务。

一、建立和完善中国人群育龄人口队列和出生人口队列

（一）建立出生人口队列，开展重大出生缺陷风险研究

研究内容：整合已有队列和相关资源，完善基于出生人口的重大出生缺陷登记系统，建立中国大规模孕前—孕早期出生人口队列，并进行随访；开展前瞻性致畸风险调查，分析导致出生缺陷发生的多种危险因素，研究高危因子致畸的风险等级，建立致畸风险数据库，探索适合中国人群的孕前—孕早期致畸风险监控方案，为出生缺陷的预防控制提供科学依据。

考核指标：建立覆盖全国的，以孕前—孕期登记系统为基础的，不少于50万人的出生人口队列，对于其中发生重大出生缺陷的研究对象及其匹配的对照收取生物样本；阐明致畸因子、风险等级并建立致畸风险数据库，基于出生队列明确提出适合中国人群的孕前—孕早期致畸风险监控方案和实施路径。

支持年限：2016—2020年。

拟支持项目：1项。

（二）辅助生殖人口及子代队列研究

研究内容：对比中国正常妊娠人群和自然出生队列，基于多中心、有区域代表性的大型辅助生殖技术实施中心，建立生殖障碍性疾病和辅助生殖出生子代队列，覆盖孕早期到儿童期多时点采集信息和生物样本，并进行长期随访，针对生育调节与不孕不育、胚胎发育障碍与胎源性疾病、婴儿及儿童期疾病、生长发育等开展研究，在生殖健康的基础理论研究方面获得重大突破，并为提高辅助生殖技术安全性提供依据。

考核指标：建立基于多中心、有区域代表性的大型辅助生殖技术实施中心的辅助生殖人口（包括不同技术方法）与正常对照人群及子代队列不少于10万人；明确中国人群不孕不育发病特征和遗传、环境、内分泌、代谢等影响因素；提供现有辅助生殖技术、父源与母源因素对孕妇妊娠期、围产期并发症及出生子代发育、行为等影响的科学数据。

支持年限：2016—2020 年。

拟支持项目：1 项。

（三）生殖遗传资源和生殖健康大数据平台建设与应用示范

研究内容：制定生殖遗传资源与生殖健康大数据系列标准规范，研制分子诊断标准物质，开发定值基准等共性技术；收集、整理和整合严重生殖疾病、妊娠期母胎疾病、不良妊娠结局、新生儿先天疾病及围产期干细胞遗传资源，建立统一管理的生殖遗传资源库；收集、整理和整合多维度大规模生殖健康数据，构建大型数据仓库云平台，建立人口和生殖健康数据库；研制孕前—孕期协同信息系统，开发大数据挖掘工具，建立国家级资源共享平台，开展“产学研医”应用示范。

考核指标：整理、整合、储存生殖遗传资源 200 万份以上，生殖健康数据 4000 万人以上，制定 30 项生殖遗传资源与生殖健康大数据标准规范，研制 30 种遗传病和生殖疾病分子诊断标准物质及配套的定值基准等共性技术，其中至少 8 项申报国家或行业标准；依托独立专业机构探索建立第三方运营模式，面向科研、转化与临床开展应用示范。

支持年限：2016—2020 年。

拟支持项目数：1 项。

有关说明：申报单位应具备大规模采集、整理和保存生殖遗传资源和生殖健康数据资源的工作基础和软硬件条件，具有资源开放共享机制，要求与相应的国家基础条件共享平台对接；申报单位需要明确在本项目结束后可持续性运行机制，建立企业参与的资源开放共享和创新转化机制。

（四）高龄产妇妊娠期并发症防治策略研究

研究内容：筛选与高龄产妇妊娠结局相关的高危因素，研究适宜普遍推广的预测及预警系统；利用样本库资源和队列研究，研究高龄产妇妊娠期并发症的临床预测指标；系统评价不同服务模式管理妊娠期并发症的效果，为制定适合中国国情的妊娠期并发症管理方式提供依据。

考核指标：挖掘临床预测指标及其可能的分子标志物；建立高龄产妇妊娠期并发症的适宜筛查和评估方法；建立妊娠期并发症的优化管理体系。

支持年限：2016—2020 年。

拟支持项目：1～2 项。

（五）常见重大出生缺陷病因学及早期预防策略研究

研究内容：针对先天性心脏病、唇腭裂、脑积水、神经管缺陷和智力缺陷等中国常见重大胎儿发育畸形和出生缺陷，利用流行病学结合实验室手段，从环境、遗传学、表观遗传学，以及营养、行为、母体内分泌和代谢等多角度研究常见畸形的病因机制，筛选鉴定具有早期预测作用的临床指标、生物标志物和基因位点，阐明环境暴露、分泌物或代谢物等临床应用型生物标记物与缺陷个体遗传和表观遗传特异性的内在关联；开展孕前—围受孕期常见出生缺陷的风险评价、预警和出生早期的干预研究，提出适合中国人群的孕前—围受孕期及新生儿的出生缺陷风险防控路径、治疗和干预策略，为常见出生缺陷预防关口前移提供科学依据。

考核指标：阐明以上常见重大出生缺陷的主要致畸因素和致畸机制，筛选与以上先天畸形和出生缺陷发生相关的基因或重要分子，鉴定具有早期预测作用的多种临床指标及生物标志物；提出经过人群验证的孕前—围受孕期常见重大出生缺陷的风险评价指标、预警模型、防控路径和干预策略。

支持年限：2016—2020 年。

拟支持项目：1～2 项。

二、开展生殖健康与出生缺陷相关疾病发病机制研究

人类配子发生、成熟障碍与胚胎停育的分子机制

研究内容：针对中国高发的影响育龄男女生殖腺功能的疾病，探索人类配子（包括卵子和精子）发生及成熟障碍的分子基础，阐明其致病机制；探索和建立保护卵巢功能、维持卵母细胞发育潜能的关键策略，以及卵母细胞基因损伤与维护的分子机制；揭示人类受精过程中精卵识别和激活关键调控基因的分子互作网络；探索人类早期胚胎发育的分子机制及调控的核心因子，为改善受精卵质量提供理论基础和技术保障，为相关生殖疾病的分子诊断、辅助生殖技术中高质量卵子和胚胎的精确筛选提供候选标记物，在根本上解决精子、卵子和早期胚胎发育异常所导致的不育、自发流产和先天出生缺陷等问题。

考核指标：发现导致人类配子发生障碍和胚胎停育的关键因子，揭示其致病机制；

阐明人卵母细胞在器质性病变卵巢组织中的功能变化，阐明至少一条调控信号通路；建立保护器质性病变性腺中生殖细胞功能的可行策略，并完成临床前瞻性研究。

支持年限：2016—2020 年。

拟支持项目：1 ～ 2 项。

三、出生缺陷出生前阻断前沿技术突破，建立避孕药具研发和不孕不育防治技术平台

（一）出生缺陷无创产前筛查诊断新技术新产品研发

研究内容：研发具有自主知识产权的高精度、无创单基因病和基因组病产前遗传学筛查和诊断新技术，开发准确、廉价的国产集成化设备、配套试剂，以及分析软件和数据库，实现母血胎儿细胞和游离核酸快速识别分离、单基因病和基因组病高灵敏度检测及数字化分析，建立集母血胎儿细胞和游离核酸快速识别分离、制备扩增和单细胞检测为一体的高通量遗传病产前筛查和诊断技术平台及其临床应用规范体系。

考核指标：建立集母体外周血胎儿细胞和游离核酸快速识别分离与高精度低成本快速检测分析为一体的国产化无创产前筛查和诊断技术平台，至少有 2 项新产品获得国家食品药品监督管理总局产品注册认证，进行临床应用评价，实现产业转化；制定临床筛查诊断指南；实现单基因病和基因组病的高精度无创筛查和诊断。

支持年限：2016—2020 年。

拟支持项目：1 ～ 2 项。

有关说明：要求产、学、研、用联合申报，要取得无创产前筛查和诊断底层核心技术的自主创新，并取得自主知识产权，突破国外底层核心技术壁垒；项目申报单位和牵头人要求具备研发底层核心技术并实现产业化的能力和经验；企业提供的其他经费（包括地方财政经费、单位出资及社会渠道资金等）与中央财政经费比例不低于 1 ∶ 2，要求形成自主知识产权的技术和国产化设备，并实现产业转化；要求在国家批准的基因检测技术应用示范中心开展新技术、新设备平台的应用示范。

（二）出生缺陷治疗新产品研发

研究内容：针对唇腭裂、神经管缺陷、先天性心脏病等中国常见重大出生缺陷，

研制一批具有自主知识产权和良好组织相容性及安全性的功能性生物产品，诱导患儿自身缺陷组织器官的再生，修复出生缺陷导致的不同组织器官缺损；结合 3D 生物打印技术开发个性化再生修复生物产品，制定产品标准，完成产品型式检验和动物实验，组织多中心临床试验。

考核指标：至少 3 种重大出生缺陷获得临床试验批件；获得至少 3 个三类医疗器械产品注册证；实现产业化。

支持年限：2016—2020 年。

拟支持项目数：1 ～ 2 项。

有关说明：该项目要求科研单位与企业联合申报，企业提供的其他经费（包括地方财政经费、单位出资及社会渠道资金等）与中央财政经费比例不低于 1 ∶ 2；项目在 5 年期限内要完成一批产品的临床前研究，组织 3 ～ 5 个产品的多中心临床试验，要求至少有 3 个产品获得国家三类医疗产品注册证；合作企业有相关支架材料的 GMP（产品生产质量管理规范）生产场地和产品注册经验。

（三）避孕节育新药具研发

研究内容：以长效、自主使用和兼顾其他健康益处为重点，利用高效新型晶型药物筛选平台开发优势晶型避孕药，研发可降解及缓控释给药的新型避孕药，开发安全高效的新型宫内节育器、阴道环等避孕节育新器具，开展非甾体类避孕节育新药与抗病原微生物中药提取物的早期成药性研究。

考核指标：实现 1 种产品的医疗器械产品注册证或新药证书申报，1 种产品的新药或器具临床批件，2 种产品的新药或器具临床受理通知，3 ～ 5 种产品的成药性研究结果；申请发明专利 5 项，获专利授权 1 件。

支持年限：2016—2020 年。

拟支持项目数：1 ～ 2 项。

有关说明：该项目要求产、学、研联合申报，企业提供的其他经费（包括地方财政经费、单位出资及社会渠道资金等）与中央财政经费比例不低于 1 ∶ 2；项目在 5 年期限内要完成一批成药性或临床前研究，组建成 2 个产品工程研发中心，要求至少 1 个新产品申报临床并获得批件，要求至少 1 种产品获得国家三类医疗产品注册证或申报新药证书；合作企业具备避孕药 GMP（产品生产质量管理规范）生产场地和产品注册经验。

附录二

首批立项项目产出情况（节选）

一、中国人群辅助生殖人口及子代队列建立与应用基础研究

发表论文

1. Wang Y, Zhang Y, Ji L, et al. Prenatal and postnatal exposure to organophosphate pesticides and childhood neurodevelopment in Shandong, China. Environment International, 2017，108:119-126.

2. Ding G， Wang C， Vinturache A， Zhao S， Pan R， Han W， Chen L， Wang Y， Yuan T， Gao Y， Tian Y. Prenatal low-level phenol exposures and birth outcomes in China. Sci Total Environ，2017，607：1400-1407.

3. Chen M, Du J, Zhao J, Lv H, Wang Y, Chen X, Zhang J, Hu L, Jin G, Shen H, Hu Z, Xiong F, Chen L, Ling X. The sex ratio of singleton and twin delivery offspring in assisted reproductive technology in China. Sci Rep， 2017，7（1）:7754.

4. Ma L, Li G, Cao G, Zhu Y, Du MR, Zhao Y, Wang H, Liu Y, Yang Y, Li YX, Li DJ, Yang H, Wang YL. dNK cells facilitate the interaction between trophoblastic and endothelial cells via VEGF-C and HGF.Immunol Cell Biol，2017，95（8）:695-704.

5. Ye SL, Gu XK, Tao LY, Cong JM, Wang YQ. Efficacy of different treatment regimens for antiphospholipid syndrome-related recurrent spontaneous abortion.Chin Med J （Engl），2017，130（12）:1395-1399.

6. 叶圣龙，王永清．抗磷脂抗体综合征相关复发性流产的抗凝治疗．中华医学杂志，2017，97（13）：1038-1040.

7. 王丁然，叶圣龙，陶立元，王永清．新旧产程标准对母儿结局的影响．中国妇产科临床杂志，2017（6）：9.

二、生殖遗传资源和生殖健康大数据平台建设与应用示范

（一）出版专著

闫怀志，网络空间安全原理、技术与工程 . 北京：电子工业出版社，2017，7.

（二）发表论文

1.Yang Y, Liu F, Wang L, Li Q, Wang X, Chen JC, Wang Q, Shen H, Zhang Y, Yan D, Zhang M, He Y, Peng Z, Wang Y, Xu J, Zhao J, Zhang Y, Zhang H, Xin X, Wang Y, Liu D, Guo T, Dai Q, Ma X. Association of husband smoking with wife' s hypertension status in over 5 million chinese females aged 20 to 49 years. J Am Heart Assoc，2017， 6（3）: e004924.

2.Dongmei Su, Lina Guan, Qianqian Gao, Qian Li, Cuige Shi, Yi Liua, Lei Sun, Cailing Lu, Xu Ma, Jing Zhao. ROCK1/p53/NOXA signaling mediates cardiomyocyte apoptosis in response to high glucose in vitro and vivo. Biochim Biophys Acta, 2017, 1863（4）: 936–946.

3.Dongmei Su, Yunjun Zhou, Shanshan Hu, Lina Guan, Cuige Shi, Qi Wang,Yingyu Chen, Cailing Lu, Qian Lia, Xu Ma. Role of GAB1/PI3K/AKT signaling high glucose–induced cardiomyocyte apoptosis. Biomedicine and Pharmacotherapy, 2017, 93:1197–1204.

4.Tongjun Guo, Yuanyuan Wang, Hongguang Zhang, Ya Zhang, Jun Zhao, Yan Wang, Xiaoxu Xie, Long Wang, Qian Zhang, Dujia Liua, Yuan He, Ying Yang, Jihong Xu, Zuoqi Peng, Xu Ma. The association between ambient temperature and the risk of preterm birth in China. Science of the Total Environment, 2018（2）: 439–446, 613–614.

5.Wang YY, Li Q, Guo Y, Zhou H, Wang X, Wang Q, Shen H, Zhang Y, Yan D, Zhang Y, Zhang H, Li S, Chen G, Zhao J, He Y, Yang Y, Xu J, Wang Y, Peng Z, Wang HJ, Ma X. Association of long–term exposure to airborne particulate matter of 1μm or less with preterm birth in China. JAMA Pediatr, 2018（1）: e174872.

6.Yuanyuan Wang, Hong Zhou, Long Zhang, Qiuyue Zhong, Qiaomei Wang, Haiping Shen, Man Zhang, Yanjie Huang, Anqi Wang, Kenrad Nelson, Yiping Zhang, Donghai Yan, Zuoqi Peng, Ya Zhang, Xiaona Xin, Hongguang Zhang, Jun Zhao, Yan Wang, Ying Yang, Yuan He, Jihong Xu, Xiaoli Liu, Yan Wang, Xu Ma. Prevalence of chronic hepatitis B and status of HBV care among rural women who planned to conceive in China. Sci Rep, 2017, 7（1）:12090.

7.Xin Song, Yuanxin Ouyang, Bowen Du, Jingyuan Wang, Zhang Xiong. Recovering Individual's commute routes based on mobile phone data. Mobile Information Systems, 2017, Article ID 7653706, 11 pages.

8.Long Zhang, Yuanyuan Wang, Yanjie Huang, Qiaomei Wang, Kenrad E Nelson, Anqi Wang, Haiping Shen, Xiaoli Liu, Yiping Zhang, Donghai Yan, Zuoqi Peng, Hongguang Zhang, Ya Zhang, Jun Zhao, Yan Wang, Ying Yang, Yuan He, Jihong Xu, Dujia Liu, Tongjun Guo, Xiaona Xin, Hong Zhou, Xu Ma. Status of HBsAg seroprevalence in 15 million rural couples in China: a cross-sectional study. Sci Rep, 2017（2）: 42822.

9.Xingyue Chen, Tao Shang, Ilryong Kim , Jianwei Liu. A remote data integrity checking scheme for big data storage. IEEE Second International Conference on Data Science in Cyberspace, 2017.

10.Tao Shang, Zheng Zhao, Zhenyu Guan, Jianwei Liu. A DP canopy k-means algorithm for privacy preservation of hadoop platform. CSS 2017, LNCS 10581, pp. 1-10.

11.Jingyuan Wang, Yating Lin, Junjie Wu, Zhong Wang, Zhang Xiong. Coupling implicit and explicit knowledge for customer volume prediction. The Thirty-First AAAI Conference on Artificial Intelligence, 2017.

12.Jingyuan Wangy, Chao Cheny, Junjie Wu, Zhang Xiong. No longer sleeping with a bomb: a duet system for protecting urban safety from dangerous goods. KDD'17, August 13-17, 2017, Halifax, NS, Canada.

（三）申请专利

1. 董莲华等，BRAF 和 EGFR 基因突变检测定量标准品及其制备方法和定制方法。申请号：201710787571.8。

2. 张毅等，miRNA 分子及其抑制剂在调控骨间充质干细胞成脂分化中的应用。申请号：201710606234.4。

3. 尚涛等，一种基于 MapReduce 的差分隐私 K 均值聚类方法。申请号：201710546207.2。

4. 肖斌等，一种基于深度学习的心音智能诊断系统及方法。申请号：201710515210.8。

5. 王静远等，一种基于相对危险度决策树模型的妊娠结局影响因子评估方法。申请号：201710787926.3。

6. 肖斌等，一种婴幼儿足生物力学异常智能检测与辅诊矫正系统。申请号：201710357429.X。

7. 马旭等，一种孕前优生健康风险评估系统。申请号：201710151294.1。

8. 周文兴，一种治疗内外翻足畸形的器具和矫正系统。申请号：201710433567.1。

（四）软件著作权

妊娠结局评估可视化系统 v1.0。登记号：2017SR649140。

三、高龄产妇妊娠期并发症防治策略研究

（一）出版专著

赵扬玉. 胎心监护图谱及分析. 北京：北京大学医学出版社，2017.

（二）授权专利

一种适用于介入微创无痛减胎的微波消融针。

（三）发表论文

1. Shao X, Liu Y, Liu M, Wang Y, Yan L, Wang H, Ma L, Li Y X, Zhao Y, Wang YL. Testosterone represses estrogen signaling by upregulating miR-22: a mechanism for imbalanced steroid hormone production in preeclampsia. Hypertension，2017，69（4）: 721-730.

2. Wang H, Zhang L, Guo X, Bai Y, Li Yx, Sha J, Peng C, Wang Y L, Liu M. MiR-195 modulates oxidative stress-induced apoptosis and mitochondrial energy production in human trophoblasts via flavin adenine dinucleotide-dependent oxidoreductase domain-Con-taining protein 1 and pyruvate dehydrogenase phosphatase regulatory subunit.J Hypertens，2018，36（2）：306-318.

3. Ma L，et al. dNK cells facilitate the interaction between trophoblastic and endothelial cells via VEGF-C and HGF. Immunology & Cell Biology，2017，95（8）: 695.

4.Baozhen Zhang, Lunbo Tan, Yan Yu, Baobei Wang, Zhilong Chen, Jinyu Han, Mengxia Li, Jie Chen, Tianxia Xiao, Balamurali K Ambati, Lintao Cai, Qing Yang, Nihar R Nayak, Jian Zhang, Xiujun Fan. Placenta-specific drug delivery by trophoblast-targeted nanoparticles in mice. Theranostics, 2018， accepted.

5. Baozhen Zhang, Guogang Cheng, Mingbin Zheng, Jinyu Han, Baobei Wang, Mengxia Li, Jie Chen, Tianxia Xiao, Jian Zhang, Lintao Cai, Shoujun Li, Xiujun Fan. Targeted delivery of doxorubicin by csa-binding nanoparticles for choriocarcinoma treatment. Drug Delivery, 2018， accepted.

6. Shouling Luo, Nannan Cao, Yao Tang, Weirong Gu. Identification of key microRNAs and genes in preeclampsia by bioinformatics analysis.PLoS One， 2017， 12（6）:e0178549.

7. Luo S L, Li H ,Cao N N, Tang Y,Gu W R. MicroRNA-148a affects functions of placental trophoblast cells in preeclampsia by regulating HLA-G. Int J Clin Exp Pathol, 2017, 10（5）: 5205-5212.

8.Zhu H, Zhu W, Hu R, Wang H, Ma D, Li X.The effect of pre-eclampsia-like syndrome induced by L-NAME on learning and memory and hippocampal glucocorticoid receptor expression: a rat model. Hypertension in Pregnancy， 2017， 36（1）： 36-43.

9. Jun Huang, Jinhua Mo, Guili Zhao, Qiyin Lin, Guanghui Wei, Weinang Deng, Dunjin Chen, Bolan Yu. Application of the amniotic fluid metabolome to the study of fetal malformations, using down syndrome as a specific model. Molecular Medicine Reports， 2017， 16: 7405-7415.

10.Yin Nanlin, Wang Hanbing, Zhang Hua， et al. IL-27 induces a pro-inflammatory response in human fetal membranes mediating preterm birth. Int Immunopharmacol， 2017, 50: 361-369.

11.Zhao Jianlin, Shan Nan, Yang Xiaochang， et al. Effect of second child intent on delivery mode after Chinese two child policy implementation: a cross sectional and prospective observational study of nulliparous women in Chongqing.BMJ Open, 2017, 7(12): e018823.

12.Jing Yang, Yan Wang, Xiaoye Wang, Yanyu Zhao, Jing Wang, Yangyu Zhao. Adverse pregnancy outcomes of patients with history of first-trimester recurrent spontaneous abortion. Biomed Res Int， 2017； 2017: 4359424.

13.Zhang Hongxia, Zhao Yangyu, Wang Yongqing. Analysis of the characteristics of pregnancy and delivery before and after implementation of the two-child policy.Chinese Medical Journal，2018，131（1）：37-42.

14.Mengzhou He, Jing jia, Jingyi Zhang, Rajluxmee Beejadhursing,Lali Mwamaka Sharifu, Jun Yu,Shaoshai Wang, Ling Feng. Pregnancy-associated hemophagocytic lymphohistiocytosis secondary to NK/T cells lymphoma : a case report and literature review. Medicine，2017，accepted.

15.Xing Fu, Ming Tian, jia Gu, Teng Cheng, Ding Ma, Ling Feng, Xing Xin.SF3B1 mutation is a poor prognostic indicator in luminal B and progesterone receptor-negative breast cancer patients.Oncotarget，2017，accepted.

16. 马媛媛，赵扬玉．孕激素与子痫前期的相关性研究进展．中国妇产科临床杂志，2017,18（3）：279-281.

17. 马媛媛，魏瑗，李蓉，王丽娜，张龑，王妍，赵扬玉．早孕期口服地屈孕酮与新鲜周期辅助生殖单胎孕妇子痫前期发生的关联性．中华生殖与避孕，2017,37（6）：442-445.

18. 胡蓉，李笑天，等．子痫前期宫内环境导致子代大鼠海马 HPA 轴相关基因表达改变．复旦学报，2017,44（4）：435-438.

19. 胡蓉，李笑天，等．子痫前期合并胎儿生长受限的母儿妊娠结局分析．现代妇产科进展，2017，26（11）：834-837.

20. 魏玉梅，杨慧霞．孕前漏诊的孕前糖尿病的临床特点及对妊娠结局的影响．中华妇产科杂志，2017，52（4）：227-232.

21. 廖姗姗，栗娜，刘彩霞，乔宠．三维能量多普勒超声产前诊断凶险性前置胎盘合并胎盘植入价值研究．中国实用妇科与产科杂志，2017，33（12）：1255-1259.

22. 李欢，栗娜，刘彩霞．腹主动脉球囊置入术联合宫腔球囊填塞术用于凶险性前置胎盘患者的临床探讨．中国妇幼保健，2018，33（13）：3087-3089.

23. 李秀英，余波澜，余琳，苏春宏，陈敦金，李晓梅，陈兢思．母源性高盐暴露对母体及子代生长发育及血压的影响．中国医师杂志，2017，19（9）：1294-1298.

24. 许培，余波澜，陈敦金．围孕期补充叶酸对不良妊娠结局的影响．中国实用妇科与产科杂志，2017（11）：103-105.

25. 陈锰，刘兴会，张力，何国琳，吕斌，卫蔷，李涛．完全性前置胎盘合并胎盘植入孕妇的妊娠结局分析．中华妇产科杂志，2017，52（11）:775-778.

26. 李殊颖，陈锰，何国琳，何镭，卫蔷，李涛，刘兴会．我国孕产妇产后出血输血概率增加的危险因素分析．四川大学学报：医学版 ,2017，48（6）:937-940.

27. 周密，陈锰，张力，何国琳，何镭，卫蔷，李涛，刘兴会．前置胎盘合并瘢痕子宫孕妇的严重不良围产结局分析．四川大学学报：医学版，2017，48（5）:783-787.

28. 陈锰，张力，杨帆，刘兴会．剖宫产术后瘢痕子宫孕妇的子宫下段厚度与再次妊娠后子宫破裂风险的研究进展．中华妇产科杂志，2017，52（6）:425-428.

29. 杨红梅，陈锰，刘兴会．凶险性前置胎盘的围生期管理．实用妇产科杂志，2017，33（9）:641-643.

30. 刘兴会，陈锰．全球产后出血指南异同．实用妇产科杂志 ,2017，33(6):556-559

31. 吕斌，刘兴会，陈锰．二胎难题：瘢痕子宫再次妊娠．实用医院临床杂志 ,2016，13（6）:5-10.

32. 魏璐，刘兴会，陈锰．子痫前期风险预警的研究进展．中国妇幼保健，2017，32（10）:5173-5177.

33. 邓洪，刘兴会，敬怀波．腹主动脉球囊阻断术在凶险性前置胎盘剖宫产术中的应用．西部医学，2018，30（1）:40-43.

34. 徐婷婷，王晓东，刘兴会．双胎输血综合征的诊断与治疗现状及其临床困惑．中华妇幼临床医学杂志（电子版），2017，13（5）:497-502.

35. 漆洪波．孕前和孕期保健指南．中华妇产科杂志，2018，53（1）: 7-13.

36. 何小玲，漆洪波．团队式模拟情景培训在产科住院医师规范化培训中的应用．中华产科急救电子杂志，2017，6（4）: 238-242.

37. 原鹏波，王学举，王颖，赵扬玉，魏瑗．中孕期选择性减胎术在复杂性单绒毛膜双胎治疗中的应用．中华围产医学杂志，2016, 19（11）:827-832.

38. 原鹏波，赵扬玉，双胎妊娠阴道分娩．中华产科急救电子杂志，2016，5（3）：165-168.

39. 王学举，李璐瑶，魏瑗，赵扬玉，原鹏波．自发性双胎贫血 - 红细胞增多序列征孕妇的妊娠结局及胎盘形态特点研究．中华妇产科杂志，2017, 52（3）：153-158.

40. 张晓威，李璐瑶，史晓明，王颖，魏瑗，原鹏波，赵扬玉．单绒毛膜双胎选择性宫内生长受限分型与血浆代谢物构成相关性研究．现代妇产科进展 ,2017,8（26）:569-573.

41. 原鹏波，王学举，郭晓玥，王颖，魏瑗．微波消融技术在复杂性单绒毛膜双胎选择性减胎术中的应用．中华围产医学杂志，2017,20（10）:733-738.

42. 李璐瑶，魏瑗，赵扬玉．选择性胎儿宫内生长受限临床诊断和治疗的研究现状．

中华医学杂志，2017，97（11）：875–877.

43. 杨静，赵扬玉. 凶险性前置胎盘合并胎盘植入的影像学诊断研究进展. 实用妇产科杂志，2017, 33（9）：643–646.

44. 原鹏波，赵扬玉. 双胎妊娠早产的预防和治疗. 中国实用妇科与产科杂志，2018，34（2）：154–158.

45. 杨静，赵扬玉. 妊娠期母胎肠道微生态的研究进展. 中华妇产科杂志，2018，53（2）:132–135.

46. 刘桂红，陈敦金，余波澜. 串联质谱法检测妊娠疾病的氨基酸与酰基肉碱结果的分析. 生殖医学，已接收.

47. 贾静，余俊，王少帅，张婧怡，冯玲. 人脐带血中内皮克隆形成细胞的分离和培养. 现代生物医学进展，2017，已接收.

四、中国人群重大出生缺陷的成因、机制和早期干预

（一）发表论文

1.Yan L, Wang B, Li Z, Liu Y, Huo W, Wang J, Li Z, Ren A. Association of essential trace metals in maternal hair with the risk of neural tube defects in offspring. Birth Defects Res，2017，109（3）：234–243.

2.Li Z, Huo W, Li Z, Wang B, Zhang J, Ren A. Association between titanium and silver concentrations in maternal hair and risk of neural tube defects in offspring: a case–control study in North China. Reprod Toxicol，2016，66：115–121.

3.Jin L, Jin L, Yu J, Xu Y, Liu H, Ren A. Prevalence of neural tube defects and the impact of prenatal diagnosis in three districts of Beijing, China. Paediatric and Perinatal Epidemiology，2017，31（4）：293–300.

4.Ma R, Wang L, Jin L, Li Z, Ren A. Plasma folate levels and associated factors in women planning to become pregnant in a population with high prevalence of neural tube defects. Birth Defects Res，2017，109（13）：1039–1047.

5.Wang L, Lin S, Yi D, Huang Y, Wang C, Jin L, Liu J, Zhang Y, Ren A. Apoptosis, expression of PAX3 and P53, and caspase signal in fetuses with neural tube defects. Birth Defects Res，2017，109（19）：1596–1604.

6.Wang L, Lin S, Zhang J, Tian T, Jin L, Ren A. Fetal DNA hypermethylation in tight junction pathway is associated with neural tube defects: a genome-wide DNA methylation analysis. Epigenetics， 2017， 12（2）:157-165.

7.Guo C, Wang Q, Wang Y, Yang L, Luo H, Cao XF, An L, Qiu Y, Du M, Ma X, Li H, Lu C. Exome sequencing reveals novel IRXI mutation in congenital heart disease. Mol Med Rep， 2017， 15（5）:3193-3197.

8.Tian C, Li D, Liu P, Jiao L, Gao X, Qiao J. A de novo complex chromosome rearrangement associated with multisystematic abnormalities： a case report. Mol Cytogenet， 2017， 10:32.

9.Qiao X, Liu Y, Li P, Chen Z, Li H, Yang X, Finnell RH, Yang Z, Zhang T, Qiao B, Zheng Y, Wang H. Genetic analysis of rare coding mutations in CELSR1-3 in Chinese Congenital Heart and Neural Tube Defects. Clin Sci （Lond）， 2016.

10.Zhou R, Cheng W, Feng Y, Wei H, Liang F, Wang Y.Interactions between three typical endocrine-disrupting chemicals （EDCs） in binary mixtures exposure on myocardial differentiation of mouse embryonic stem cell. Chemosphere， 2017， 178:378-383.

11.Li P, Huang L, Zheng Y, Pan X, Peng R, Jiang Y, Finnell RH, Li H, Qiao B, Wang HY. A missense mutation in TCN2 is associated with decreased risk for congenital heart defects and may increase cellular uptake of vitamin B12 via Megalin. Oncotarget， 2017 ， 8 （33）:55216-55522.

12.Wang L, Shangguan S, Xin Y, Chang S, Wang Z, Lu X, et al. Folate deficiency disturbs hsa-let-7 g level through methylation regulation in neural tube defects. J Cell Mol Med， 2017， 21（12）: 3244-3253.

13.Shi Z, Yang X, Li BB, Chen S, Yang L, Cheng L, Zhang T, Wang H, Zheng Y.Novel mutation of LRP6 identified in Chinese Han population links canonical WNT signaling to neural tube defects. Birth Defects Res， 2018， 110（1）: 63.

14.Wang L, Chang S, Wang Z, Wang S, Huo J, Ding G, Li R, Liu C, Shangguan S, Lu X, Zhang T, Qiu Z, Wu J. Altered GNAS imprinting due to folic acid deficiency contributes to poor embryo development and may lead to neural tube defects . Oncotarget， 2017， 8 （67）:110797-110810.

15.Qian Y, Xiao D, Guo X, Chen H, Hao L, Ma X, Huang G, Ma D, Wang H.Multiple gene variations contributed to congenital heart disease via GATA family transcriptional regulation. J Transl Med， 2017， 15（1）: 69.

16.Qian Y, Xiao D, Guo X, Chen H, Hao L, Ma X, Huang G, Ma D, Wang H. Hypomethylation and decreased expression of BRG1 in the myocardium of patients with congenital heart disease. Birth Defects Res， 2017， 109（15）:1183–1195.

17.Gu R, Xu J, Lin Y, Sheng W, Ma D, Ma X, Huang G.The role of histone modification and a regulatory single-nucleotide polymorphism （rs2071166） in the Cx43 promoter in patients with TOF. Sci Rep， 2017， 7（1）:10435.

18.Qiu J J, Liu Y N, Ren Z R， Yan J B.Dysfunctions of mitochondria in close association with strong perturbation of long noncoding RNAs expression in down syndrome. The International Journal of Biochemistry & Cell biology , 2017, 92： 115–120.

19.Zhang Qiang， Guo Xiaohong， Tian Tian， Wang Teng， Li Qiaoli， Wang Lei， Liu Yun, Xing Qinghe, He Lin, Zhao Xinzhi. Detection of turner syndrome using X-chromosome inactivation specific differentially methylated CpG sites: a pilot study. Clin Chim Acta. 2017， 468:174–179.

20.Yinling Zhang, Geng Xue, Chuanchuan Zhou, Hui Miao, Shuhan Sun, Yi Zhang. Folic acid supplementation acts as a chemopreventive factor in tumorigenesis of hepatocellular carcinoma by inducing H3K9Me2-dependent transcriptional repression of LCN2. Oncotarget， 2018， accepted.

21.Hui Miao, Geng Xue, Yi Zhang, Jing-cheng Wang, Feng Liu, Shu-Han Sun. DNA hypermethylation induced overexpression of maternal imprinting lncRNA MGE3 in folate deficiency lead to the abnormal development of offspring. Cell Physiol Bioche， 2017， accepted.

22.Wang R, Khan A, Han S, Zhang X.Molecular analysis of 23 Pakistani families with autosomal recessive primary microcephaly using targeted next-generation sequencing. J Hum Genet， 2017, 62（2）: 299–304.

23.Wang R, Han S, Khan A, Zhang X.Molecular analysis of twelve pakistani families with nonsyndromic or syndromic hearing loss. Genet Test Mol Biomarkers， 2017, 21（5）: 316–321.

24.Lei Y, Liu L, Zhang S, Guo S, Li X, Wang J, Su B, Fang Y, Chen X, Ke H, Tao W.Hdac7 promotes lung tumorigenesis by inhibiting Stat3 activation. Mol Cancer, 2017 , 16（1）: 170.

25.Yu Y, Zuo X, He M, Gao J, Fu Y, Qin C, Meng L, Wang W, Song Y, Cheng Y, Zhou F, Chen G, Zheng X, Wang X, Liang B, Zhu Z, Fu X, Sheng Y, Hao J, Liu Z, Yan H, Mangold E, Ruczinski I, Liu J, Marazita ML, Ludwig KU, Beaty TH, Zhang X, Sun L, Bian Z.Genome-wide analyses of non-syndromic cleft lip with palate identify 14 novel loci and genetic heterogeneity. Nat Commun, 2017, 8:14364.

26.Qin Y, Li M, Zhou SL, Yin W, Bian Z, Shu HB. SPI-2/CrmA inhibits IFN-β induction by targeting TBK1/IKKε. Sci Rep, 2017, 7:10495.

27.Wang X, Zhu J, Fang Y, Bian Z, Meng L. Lower concentrations of receptor for advanced glycation endproducts and epiregulin in amniotic fluid correlate to chemically induced cleft palate in mice. Environ Toxicol Pharmacol, 2017, 51: 45-50.

28.Zhang F, Lu Y, Yan S, Xing Q, Tian W.SPRINT: an SNP-free toolkit for identifying RNA editing sites. Bioinformatics,2017 ,33（22）:3538-3548.

29.Yang F, Liang H, Chen J, Miao M, Yuan W, Nørgaard M, Li J. Prenatal paternal selective serotonin reuptake inhibitors use and risk of ADHD in offspring. Pediatrics, 2018,141（1）: e20171081.

30.Yang F, Chen J, Miao MH, Yuan W, Li L, Liang H, Ehrenstein V, Li J. 2017 Risk of autism spectrum disorder in offspring following paternal use of selective serotonin reuptake inhibitors before conception: a population-based cohort study. BMJ Open, 2017,7（12）: 163-168.

31.Gu R, Sheng W, Ma X, Huang G.Association of Cx43 rs2071166 polymorphism with an increased risk for atrial septal defect.Cardiol Young, 2017, 4:1-6.

32.Li B, Yang H, Wang X, Zhan Y, Sheng W, Cai H, Xin H, Liang Q, Zhou P, Lu C, Qian R, Chen S, Yang P, Zhang J, Shou W, Huang G, Liang P, Sun N. Engineering humanventricular heart muscles based on a highly efficient system for purification of humanpluripotent stem cell-derived ventricular cardiomyocytes.Stem Cell Res Ther, 2017, 8（1）: 202.

33.Gao Y, Zhang J, Huang GY, Liang XC, Jia B, Ma XJ.Surgical outcomes of anomalous origin of the left coronary artery from the pulmonary artery in children: an echocardiography follow-up.Chin Med J（Engl）, 2017, 130（19）: 2333-2338.

34.Hu XJ, Ma XJ, Zhao QM, Yan WL, Ge XL, Jia B, Liu F, Wu L, Ye M, Liang XC, Zhang J, Gao Y, Zhai XW, Huang GY.Pulse oximetry and auscultation for congenital heart disease detection.Pediatrics，2017，140（4）: e20171154.

35.Yang J, Ma J, Xiong Y, Wang Y, Jin K, Xia W, Chen Q, Huang J, Zhang J, Jiang N, Jiang S, Ma D. Epigenetic regulation of megakaryocytic and erythroid differentiation by PHF2histone demethylase. J Cell Physiol，2018，233（9）: 6841-6852.

（二）申请专利

1. 孙文靖等，一种突变的艾杜糖 -2- 硫酸酯酶基因及其在检测黏多糖贮积症Ⅱ型疾病中的用途。专利号：CN201710806472.X。

2. 赵欣之等，一种对细胞中 X 染色体定量检测的方法和试剂盒。专利号：201710042837。

（三）授权专利

1. 李智文等，用于同步分析毛发样品中有机污染物和金属的试剂盒。专利号：201620444705.7。

2. 李智文等，8- 羟基脱氧鸟苷的 ELISA 试剂盒。专利号：201720250817.3。

3. 田婵等，建立和优化了用 ELISA 法测定 8- 羟基脱氧鸟苷（8-OHdG）的流程。专利号：201710466362.32017.6。

五、人类配子发生、成熟障碍与胚胎停育的分子机制

发表论文

1.Hu MW, Meng TG, Jiang ZZ, Dong MZ, Schatten H, Xu X, Wang ZB, Sun QY. Protein phosphatase 6 protects prophase I-arrested oocytes by safeguarding genomic integrity. PLoS Genet, 2016，12（12）:e1006513.

2.Huang Y, Gao JM, Zhang CM, Zhao HC, Zhao Y, Li R, Yu Y, Qiao J. Assessment of growth and metabolism characteristics in offspring of dehydroepiandrosterone-induced polycystic ovary syndrome adults. Reproduction, 2016，152（6）:705-714.

3.Bukhari I, Li G, Wang L, Iqbal F, Zhang H, Zhu J, Liu H, Fang X, Al-Daghri NM, Cooke HJ, Zhang Y, Jiang X. Effects of androgen receptor mutation on testicular histopathology of patient having complete androgen insensitivity. J Mol Histol, 2017，48

(3):159–167.

4.Chen B, Li B, Li D, Yan Z, Mao X, Xu Y, Mu J, Li Q, Jin L, He L, Kuang Y, Sang Q, Wang L. Novel mutations and structural deletions in TUBB8: expanding mutational and phenotypic spectrum of patients with arrest in oocyte maturation, fertilization or early embryonic development. Hum Reprod, 2017, 32(2):457–464.

5.Chen B, Zhang Z, Sun X, Kuang Y, Mao X, Wang X, Yan Z, Li B, Xu Y, Yu M, Fu J, Mu J, Zhou Z, Li Q, Jin L, He L, Sang Q, Wang L. Biallelic mutations in patl2 cause female infertility characterized by oocyte maturation arrest. Am J Hum Genet, 2017, 101(4):609–615.

6.Chen T, Bian Y, Liu X, Zhao S, Wu K, Yan L, Li M, Yang Z, Liu H, Zhao H, Chen ZJ. A Recurrent missense mutation in ZP3 causes empty follicle syndrome and female infertility. Am J Hum Genet, 2017, 101(3):459–465.

7.Chen Z, Niu M, Sun M, Yuan Q, Yao C, Hou J, Wang H, Wen L, Fu H, Zhou F, Li Z, He Z. Transdifferentiation of human male germline stem cells to hepatocytes in vivo via the transplantation under renal capsules. Oncotarget, 2017, 8(9):14576–14592.

8.Gao J, Wan C, Zhang H, Li A, Zang Q, Ban R, Ali A, Yu Z, Shi Q, Jiang X, Zhang Y. Anaconda: an automated pipeline for somatic copy number variation detection and annotation from tumor exome sequencing data. BMC Bioinformatics, 2017, 18(1):436.

9.Hsu PJ, Zhu Y, Ma H, Guo Y, Shi X, Liu Y, Qi M, Lu Z, Shi H, Wang J, Cheng Y, Luo G, Dai Q, Liu M, Guo X, Sha J, Shen B, He C. Ythdc2 is an N(6)–methyladenosine binding protein that regulates mammalian spermatogenesis. Cell Res, 2017, 27(9):1115–1127.

10.Hu K, Yu Y. Metabolite availability as a window to view the early embryo microenvironment in vivo. Mol Reprod Dev, 2017, 84(10):1027–1038.

11.Hu X, Shen B, Liao S, Ning Y, Ma L, Chen J, Lin X, Zhang D, Li Z, Zheng C, Feng Y, Huang X, Han C. Gene knockout of Zmym3 in mice arrests spermatogenesis at meiotic metaphase with defects in spindle assembly checkpoint. Cell Death Dis, 2017, 8(6):e2910.

12.Huang N, Yu Y, Qiao J. Dual role for the unfolded protein response in the ovary: adaption and apoptosis. Protein Cell, 2017, 8(1):14–24.

13.Jiang L, Li T, Zhang X, Zhang B, Yu C, Li Y, Fan S, Jiang X, Khan T, Hao Q, Xu P, Nadano D, Huleihel M, Lunenfeld E, Wang PJ, Zhang Y, Shi Q. RPL10L is required for male meiotic division by compensating for RPL10 during meiotic sex chromosome inactivation in mice. Curr Biol, 2017，27（10）:1498–1505.

14.Li G, Yu Y, Fan Y, Li C, Xu X, Duan J, Li R, Kang X, Ma X, Chen X, Ke Y, Yan J, Lian Y, Liu P, Zhao Y, Zhao H, Chen Y, Sun X, Liu J, Qiao J, Liu J. Genome wide abnormal DNA methylome of human blastocyst in assisted reproductive technology. J Genet Genomics, 2017，44（10）:475–481.

15.Lin Z, Hsu PJ, Xing X, Fang J, Lu Z, Zou Q, Zhang KJ, Zhang X, Zhou Y, Zhang T, Zhang Y, Song W, Jia G, Yang X, He C, Tong MH. Mettl3–/Mettl14–mediated mRNA N（6）–methyladenosine modulates murine spermatogenesis. Cell Res, 2017，27（10）:1216–1230.

16.Liu Y, Zhang B, Meng X, Korn MJ, Parent JM, Lu LY, Yu X. UHRF2 regulates local 5–methylcytosine and suppresses spontaneous seizures. Epigenetics, 2017，12（7）:551–560.

17.Meng TG, Hu MW, Ma XS, Huang L, Liang QX, Yuan Y, Hou Y, Wang H, Schatten H, Wang ZB, Sun QY.Oocyte–specific deletion of furin leads to female infertility by causing early secondary follicle arrest in mice. Cell Death Dis, 2017，8（6）:e2846.

18.Peng Y, Zhang W, Yang P, Tian Y, Su S, Zhang C, Chen ZJ, Zhao H. ERBB4 confers risk for polycystic ovary syndrome in Han Chinese. Sci Rep, 2017，7:42000.

19.Wan C, Gao J, Zhang H, Jiang X, Zang Q, Ban R, Zhang Y, Shi Q. CPSS 2.0: a computational platform update for the analysis of small RNA sequencing data. Bioinformatics, 2017，33（20）:3289–3291.

20.Wang H, Yuan Q, Sun M, Niu M, Wen L, Fu H, Zhou F, Chen Z, Yao C, Hou J, Shen R, Lin Q, Liu W, Jia R, Li Z, He Z .BMP6 regulates proliferation and apoptosis of human sertoli cells via smad2/3 and cyclin D1 pathway and DACH1 and TFAP2A activation. Sci Rep, 2017，7:45298.

21.Wang M, Huang YP, Wu H, Song K, Wan C, Chi AN, Xiao YM, Zhao XY.Mitochondrial complex I deficiency leads to the retardation of early embryonic development in Ndufs4 knockout mice. Peer J, 2017，5:e3339.

22.Wen L, Yuan Q, Sun M, Niu M, Wang H, Fu H, Zhou F, Yao C, Wang X, Li Z, He Z. Generation and characteristics of human Sertoli cell line immortalized by overexpression of human telomerase. Oncotarget, 2017，8（10）:16553–16570.

23.Wu K, Chen T, Huang S, Zhong C, Yan J, Zhang X, Li J, Gao Y, Zhao H, Chen ZJ. Mitochondrial replacement by pre–pronuclear transfer in human embryos. Cell Res, 2017，

27（6）:834–837.

24.Wu K, Zhong C, Chen T, Zhang X, Tao W, Zhang J, Li H, Zhao H, Li J, Chen ZJ. Polar bodies are efficient donors for reconstruction of human embryos for potential mitochondrial replacement therapy. Cell Res, 2017，27（8）:1069–1072.

25.Yang S, Yuan Q, Niu M, Hou J, Zhu Z, Sun M, Li Z, He Z. BMP4 promotes mouse iPS cell differentiation to male germ cells via Smad1/5, Gata4, Id1 and Id2. Reproduction, 2017，153（2）:211–220.

26.Yao C, Yuan Q, Niu M, Fu H, Zhou F, Zhang W, Wang H, Wen L, Wu L, Li Z, He Z. Distinct expression profiles and novel targets of micrornas in human spermatogonia, pachytene spermatocytes, and round spermatids between OA patients and NOA patients. Mol Ther Nucleic Acids, 2017，9:182–194.

27.Yin S, Jiang X, Jiang H, Gao Q, Wang F, Fan S, Khan T, Jabeen N, Khan M, Ali A, Xu P, Pandita TK, Fan HY, Zhang Y, Shi Q. Histone acetyltransferase KAT8 is essential for mouse oocyte development by regulating reactive oxygen species levels. Development, 2017，144（12）:2165–2174.

28.Yuan Y, Ma XS, Liang QX, Xu ZY, Huang L, Meng TG, Lin F, Schatten H, Wang ZB, Sun QY. Geminin deletion in pre-meiotic DNA replication stage causes spermatogenesis defect and infertility. J Reprod Dev, 2017，63（5）:481–488.

29.Zhang B, Cui L, Tang R, Ding L, Yan L, Chen ZJ. Reduced ectopic pregnancy rate on day 5 embryo transfer compared with day 3: a meta-analysis. PloS One, 2017，12（1）:e0169837.

30.Zhang T, Zhou Y, Li L, Wang ZB, Shen W, Schatten H, Sun QY. CenpH regulates meiotic G2/M transition by modulating the APC/CCdh1-cyclin B1 pathway in oocytes. Development, 2017，144（2）:305–312.

31.Zhao H, Zhao Y, Ren Y, Li M, Li T, Li R, Yu Y, Qiao J. Epigenetic regulation of an adverse metabolic phenotype in polycystic ovary syndrome: the impact of the leukocyte methylation of PPARGC1A promoter. Fertil Steril, 2017，107（2）:467–474.

六、常见单基因病及基因组病无创产前筛查及诊断技术平台研发及规范化应用体系建立

（一）出版专著

戴朴，袁永一 . 耳聋基因诊断与遗传咨询 . 北京：人民卫生出版社 , 2017.

（二）发表论文

1.Gao X, Yuan YY, Wang GJ, et al. Novel mutations and mutation combinations of TMPRSS3 cause various phenotypes in one Chinese family with autosomal recessive hearing impairment. Biomed Res Int，2017；2017: 4707315.

2.Han M, Li Z, Wang W, et al. A quantitative cSMART assay for noninvasive prenatal screening of autosomal recessive nonsyndromic hearing loss caused by GJB2 and SLC26A4 mutations. Genet Med，2017，19（12）:1309–1316.

3.Jiang Y, Gu P, Li B, et al. Analysis and management of complications in a cohort of 1065 minimally invasive cochlear implantations. Otol Neurotol，2017，38（3）: 347–351.

4.Jiang Y , Gao S , Wu L , et al. Mutation spectra and founder effect of\r, TMC1\r, in patients with non–syndromic deafness in Xiamen Area, China. American Journal of Medical Genetics Part B: Neuropsychiatric Genetics, 2018, 177（3）: 301–307.

5.Gao X, Huang S S, Yuan Y Y, et al. Identification of TMPRSS3 as a significant contributor to autosomal recessive hearing loss in the Chinese population[J]. Neural Plasticity, 2017（1）: 1–8.

6.Yang J, Qi Y, Guo F, et al. A case of placental trisomy 18 mosaicism causing a false negative NIPT result.Mol Cytogenet，2017，10:40.

7.He T, Zhang X, Deng H, et al. A novel Y chromosome microdeletion potentially associated with defective spermatogenesis identified by custom array comparative genome hybridization. Reprod Biomed Online， 2017，34（1）:75–81.

8.Chen M, Fu XY, Luo YQ , et al. Detection of fetal duplication 16p11.2q12.1 by next–generation sequencing of maternal plasma and invasive diagnosis. J Matern Fetal Neonatal Med，2017，7:1–8.

9.Zhaobo He, Feng Guo, Chun Feng, et al. Fetal nucleated red blood cell analysis for non-invasive prenatal diagnostics using a nanostructure microchip. Journal of Materials Chemistry B，2017，5（2）: 226-235.

10.Huang B, Liu Y, Gao X,et al. A novel pore-region mutation, c.887G>A（p.G296D）in KCNQ4, causing hearing loss in a Chinese family with autosomal dominant non-syndromic deafness 2. BMC Med Genet， 2017，18（1）:36.

11.Chun Feng, Zhaobo He, Bo Cai,et al. Non-invasive prenatal diagnosis of chromosomal aneuploidies and microdeletion syndrome using fetal nucleated red blood cells isolated by nanostructure microchips. Theranostics, 2018，8（5）: 1301-1311.

12. 侯亚萍，杨洁霞，郭芳芳，等．广东地区 6668 例孕妇无创 DNA 产前检测结果分析．中国妇幼保健，2017,32（6）： 1241-1244.

13. 郑芸芸，万陕宁，党颖慧，等．无创 DNA 产前检测与羊水诊断结果的对比分析．中国优生与遗传杂志，2016,24（11）： 33-35.

七、出生缺陷组织器官再生修复产品的研发

（一）发表论文

1.Hao W, Han J, Chu Y, Huang L, Sun J, Zhuang Y, Li X, Ma H, Chen Y, Dai J. Lower fluidity of supported lipid bilayers promotes neuronal differentiation of neural stem cells by enhancing focal adhesion formation. Biomaterials，2018，161:106-116.

2.Tang H, Jia W, Hou X, Zhao Y, Huan Y, Chen W, Yu W, Mi Ma O, Ye G, Chen B, Dai J. Collagen scaffolds tethered with bFGF promote corpus spongiosum regeneration in a beagle model. Biomed Mater，2018， 13（3）:03100.

3.Jiang S, Li S, Huang C, Chan B, Du Y. Physical properties of implanted porous bioscaffolds regulate skin repair: focusing on mechanical and structural features. Advanced Healthcare Matererials，2018，7（6）: e1700894.

4.Chen Y, Wu Y, Gao J, Zhang Z, Wang L, Chen X, Mi J, Yao Y, Guan D, Chen B, Dai J. Transdermal vascular endothelial growth factor delivery with surface engineered gold nanoparticles. ACS Appl Mater Interfaces，2017，9（6）:5173-5180.

5.Liu X, Shen H, Song S, Chen W, Zhang Z. Accelerated biomineralization of graphene oxide-incorporated cellulose acetate nanofibrous scaffolds for mesenchymal stem cell osteogenesis. Colloids and Surfaces B: Biointerfaces，2017，159: 251–258.

（二）授权专利

1. 苏冠男等，Reprogramming cells by three-dimensional cultivation。专利号：US 9,650,602（美国）。

2. 邢丹等，微组织培养装置。专利号：ZL 201720746217.6。

八、避孕节育及兼有治疗作用的新药具研发

（一）发表论文

1.Xu J, Wang H P, Li P, Ning L F. Screening, preparation,characteriz–ation and solubility of polymorphic forms of ethinyl estradiol. Chinese Journal of Structural Chemistry, 2017，36（6）:949–957.

2.Xu J, Li P, Wang H P, Ning L F. Crystal structure of 11–（4–（dimethylamino）phenylyl）– 17–hydroxy–13–methyl –17–（prop–1–yn–1–yl）–1,2,6,7,8,11,12,13,14,15, 16,17– dodecahydruo–3H–cyclopenta[a] phe–nanthren–3–one–acetonitril（1/2）, C33H41N3O2. Zeitschrift Kristallo–grafie –New Crystal Structures, 2017，232（4）:373– 375.

3.Yunhua Gao, Yuqin Qiu, Suohui Zhang. Current technologies & transdermal delivery of drugs. Chapter 6: Microneedles, 2016，2, 212–261（著作章节）.

4.Meilin He, Guozhong Yang, Suohui Zhang, Xiaoyu Zhao, Yunhua Gao. Dissolving microneedles loaded with etonogestrel microcrystal particles for intradermal sustained delivery.Journal of Pharmaceutical Sciences, 2017，accepted.

5.Zhipeng Hou, Jianshe Hu, Jianxin Li, Wei Zhang, Miao Li, Jing Guo, Liqun Yang, Zhangpei Chen. The in vitro enzymatic degradation of cross–linked poly（trimethylene carbonate）networks.Polymers, 2017，9（11）: 605.

6.Zhihao Guo, Pan Li, Xiaofeng Liu, Liqun Yang, Jianshe Hu, Zhangpei Chen. New chiral liquid crystal cyclic monomers based on diosgenin: synthesis and mesomorphism. Liquid Crystals, 2017，1–10.

7.Xiaoxu Xu, Liqun Yang, Xiao Lianhua, Qifan Chen, Yanhua Lu, Wu Yaoqing, Jianshe Hu. Main–chain biodegradable liquid crystal based on diosgenyl end–capped poly (trimethylene carbonate). Molecular Crystals and Liquid Crystals, 2017, 652(1): 126–132.

8.Zhi–Hao Guo, Xiao–Feng Liu, Jian–She Hu, Li–Qun Yang, Zhang–Pei Chen. Synthesis and self–assembled behavior of ph–responsive chiral liquid crystal amphiphilic copolymers based on diosgenyl–functionalized aliphatic polycarbonate.Nanomaterials, 2017, 7(7): 169.

9.Yufeng Zheng, Xiaoxue Xu, Zhigang Xu, Junqiang Wang, Hong Cai. Metallic Biomaterials. Germany: Wiley–VCH Verlag GmbH & Co. KGaA, 2017:223–253.

10.Yang J, Zhu CH, et al. Copper nanoparticle–induced ovarian injury, follicular atresia, apoptosis, and gene expression alterations in female rats.Int J Nanomedicine, 2017, 18(12):5959–5971.

11.Hu S, Zhu CH, et al. Expression patterns of p38α MAPK during follicular development in the ovaries of neonatal rats. Acta Histochem, 2017, 119(5):538–542.

12.Wei Zhang, Jun Liu, Haigang Shi, Kun Yang, Pingli Wang, Gexia Wang, Na Liu, Huaiyu Wang, Junhui Ji, Paul K Chu. Communication between nitric oxide synthase and positively–charged surface and bone formation promotion. Colloids and Surfaces B: Biointerfaces, 2016, 148:354–362.

13.Kun Yang, Jun Liu, Haigang Shi, Wei Zhang, Wei Qu, Gexia Wang, Pingli Wang, Junhui Ji. Electron transfer driven highly valent silver for chronic wound treatment. Journal of Materials Chemistry B, 2016, 4:5729–5736.

14.Qian Zhang, Xiao–dong Yao, Mei–ying Ning. Preparation and release mechanism of anastrozole reservoir–type intravaginal rings. Lat Am J Pharm, 2016, 36(2): 253–262.

15.Ma AY, Xie SW, Zhou JY, Zhu Y. Nomegestrol acetate suppresses human endometrial cancer rl95–2 cells proliferation in vitro and in vivo possibly related to upregulating expression of SUFU and Wnt7a. Int J Mol Sci, 2017, 22: 18(7): 1337.

16.Hou B, Qiang G, Zhao Y, Yang X, Chen X, Yan Y, Wang X, Liu C, Zhang L, Du G. Salvianolic acid a protects against diabetic nephropathy through ameliorating glomerular endothelial dysfunction via Inhibiting AGE–RAGE signaling. Cell Physiol Biochem, 2017, 44(6):2378–2394.

17.Chao–yang Meng, Zhong–Yin Li, Wen–ning Fang, Zhi–Hui Song, Dan–Dan Yang, Dan–Dan Li, Ying Yang, Jing–pian Peng. Cytochrome P450 26A1 modulates natural killer cells in mouse early pregnancy. J Cell Mol Med，2017，21（4）: 697–710.

18.Su S, Ma Z, Hua C, Li W, Lu L, Jiang S. Adding an artificial tail–anchor to a peptide–based HIV–1 fusion inhibitor for improvement of its potency and resistance profile.Molecules, 2017，22（11）: e1996.

19.Xu W, Li H, Wang Q, Hua C, Zhang H, Li W, Jiang S, Lu L. Advancements in developing strategies for sterilizing and functional HIV cures. Biomed Res Int, 2017；2017: 6096134.

20. 杜冠华 , 吕扬 . 仿制药——致性评价相关药物晶型的问题分析 . 医药导报 ,2017，36（6）：593–596.

21. 杜冠华 , 吕扬 . 药品质量的影响因素——化学固体药物的晶型研究 . 药学研究，2017，36（6）：311–314.

22. 杜冠华 , 张莉 . 中药新药成药性评价关键药理学问题探讨 . 世界科学技术——中医药现代化 ,2017，19（3）：432–438.

23. 舒妮燕 , 于合国 , 王玉柱 , 李卫华 , 施惠娟 , 刁华 . 色瑞替尼对精子制动作用和质膜损伤的体外研究 . 复旦学报：医学版 ,2017，44（4）：395–402.

24. 田芳 , 王玉柱 , 黄超 , 夏敏杰 , 职瑞娜 , 孙冰 , 丁训诚 , 周新初 , 李卫华 . 尼非韦罗微乳热敏凝胶对小型猪阴道黏膜免疫炎症刺激性的研究 . 中国新药杂志 ,2017，19：1–5.

25. 邢逞 , 杨海光 , 张丽 , 杨世颖 , 杜冠华 , 吕扬 . 依达拉奉的多晶型研究 . 医药导报，2017，36（11）: 1225–1230.

26. 焦凌泰 , 张丽 , 杨德智 , 杨世颖 , 杜冠华 , 吕扬 . 尼莫地平两种晶型的拉曼光谱分析和溶出度实验 . 医药导报，2017， 36（10）: 1175–1179 .

27. 张宝喜 , 张丽 , 龚宁波 , 吕扬 , 杜冠华 . 2 种异烟肼共晶的结构分析及 Hirshfeld 表面分析 . 医药导报 , 2018，37（1）: 6–9.

28. 曹俊姿 , 杨德智 , 张丽 , 杜冠华 , 吕扬 . 左炔诺孕酮的优势药用晶型研究 . 医药导报 , 2017，36（12）: 94–98.

29. 徐娟 , 宁丽峰 , 李鹏 , 王慧萍 . 左炔诺孕酮的多晶型研究 . 中国计划生育学杂志，2017，25（1）:12–14.

30. 徐娟 , 胡彪 , 宁丽峰 , 李鹏 , 陈晓锋 , 王慧萍 . 米非司酮的多晶型研究 : 一种新的正丙醇溶剂合物 . 中国计划生育学杂志 , 2017，25（6）：373–375.

31. 徐娟 , 胡彪 , 王慧萍 , 陈晓锋 , 李鹏 , 宁丽峰 . 米非司酮的无溶剂新晶型 . 中国新药杂志，2018，27（1）：78-83.

32. 张晓伟，杨立群，王萍，刘丹华，甄珠，张翀，张帆. 以三亚甲基碳酸酯和丙交酯为单体的三嵌段共聚物的合成和表征. 应用化工，2017，46（7）：1293-1296.

33. 于玲，于建春，翟丽屏，张美华，李志雄，宋霞，邱毅. 新型立体 IUD 研制及猕猴实验初步研究. 中国计划生育学杂志，2017，25（9）：590-593,597.

34. 郑直，宁美英. 复方左炔诺孕酮阴道环中有关物质检测的方法学研究. 中国计划生育学杂志，2017，25（5）：297-303.

35. 邱顺晨，姚小东，刘振，谷翊群，宁美英. 黄体酮阴道环中药物释放速率与溶解度及扩散速率间相互关系的研究. 中国计划生育学杂志，2017，25（12）：825-831.

36. 邱顺晨，姚小东，刘振齐，谷翊群，宁美英. 黄体酮阴道环中有关物质检测的方法学研究. 中国计划生育学杂志，2018，26（1）：21-25.

37. 曹灿，谢淑武，朱焰. 子宫内膜癌的激素疗法研究进展. 中国药理学会第十届全国基础与临床生殖药理学术研讨会暨 2017 育英论坛温州医科大学生殖药理论坛论文汇编，2017：37-40.

（二）申请专利

1. 王慧萍等，一种新晶型药物。申请号：201610711754.7。
2. 徐娟等，米非司酮的新晶型。申请号：201610711475.0。
3. 宁丽峰等，D 晶型米非司酮及其制备方法。申请号：201610709518.1。
4. 宁丽峰等，一种米非司酮的 B 晶型及其制备方法。申请号：201610709519.6。
5. 高云华等，一种含有无机盐的分层溶解微针。申请号：201710546759.3。
6. 高云华等，一种柔曲性缓释微针贴片及其制备方法。申请号：201610803643.9。
7. 高云华等，一种用于制作聚合物微针的设备。申请号：201610903555.6。
8. 杨立群，一种生物降解型缓控释给药系统及其制备方法。申请号：201710084574.5。
9. 张晓伟等，原位凝胶植入剂在输卵管栓堵方面的应用。申请号：201710181661.2。
10. 张晓伟等，原位凝胶植入剂在输精管栓堵中的应用。申请号：201710181704.7。
11. 宁美英等，阿那曲唑储库型阴道环的制备及应用。申请号：201710569091.4。

12. 宁美英等，复方左炔诺孕酮阴道环的制备方法和应用。申请号：201710573614.2。

13. 李东等，可生物降解并实现定量给药的抗菌避孕凝胶。申请号：201610811191.9。

（三）授权专利

1. 王慧萍等，炔雌醇新晶型。专利号：201610709119.5。

2. 田芳等，人上游精子透射电镜标本制备的载体。实用新型，专利号：201721628716.1。

3. 田芳等，一种游离细胞扫描电镜载体。实用新型，专利号：201721649295.0。

4. 高云华等，一种用于制作聚合物微针的设备。专利号：201621129364.0。

5. 曾佳等，样品转移箱。专利号：201620671348.8。

（四）获得奖励

1. “长效皮下埋植避孕剂的研制与应用”项目获得妇幼健康研究会 2017 年全国妇幼健康科学技术奖（一等奖）。

2. 三亚甲基碳酸酯可降解新材料研究论文获得辽宁省自然科学学术成果奖（三等奖）。

3. 三亚甲基碳酸酯可降解新材料研究论文获得沈阳市自然科学学术成果奖（三等奖）。

附录三

首批立项项目启动与研究推进情况

一、各立项项目启动概况

（一）中国人群辅助生殖人口及子代队列建立与应用基础研究

2016 年 9 月和 11 月，中心领导及项目专员、项目负责人、课题参与人员等共同参加了项目启动预备会和项目启动会（附图 1），会上项目组内各首席研究员就队列实施标准和重点研究内容进行了充分讨论。就队列数据安全、数据和生物样本开放共享等大家普遍关心的问题进行了充分讨论，并达成了共识。确立了基于云端信息化平台开展队列建设，以南京市妇幼保健院和苏州市立医院两个中心作为试点现场，队列云端信息化平台将成员隐私数据进行剥离处理，并基于数据汇交和质量控制的总体工作思路。

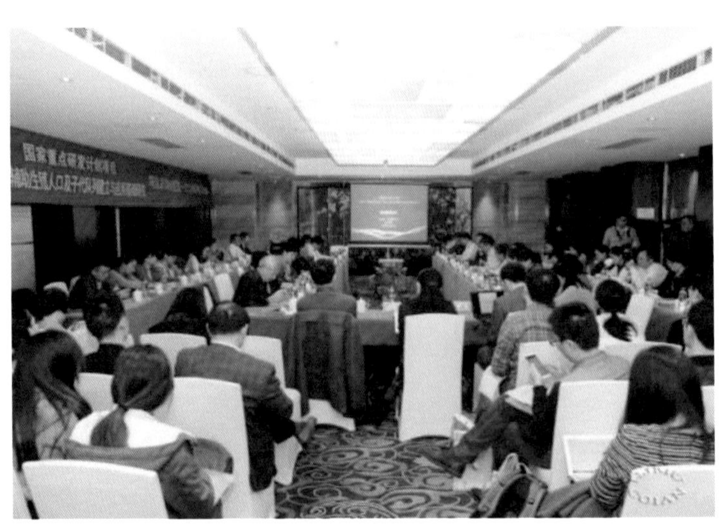

附图 1　2016YFC1000200 项目启动会

（二）生殖遗传资源和生殖健康大数据平台建设与应用示范

2017 年 1 月 19 日，中心领导及项目专员、项目负责人、课题参与人员等共同参加了“生殖遗传资源和生殖健康大数据平台建设与应用示范”项目启动推进会（附图 2）。会上各课题组汇报了课题启动情况和具体实施方案与计划，明确了各课题任务考核指标，并邀请项目组专家进行论证指导。

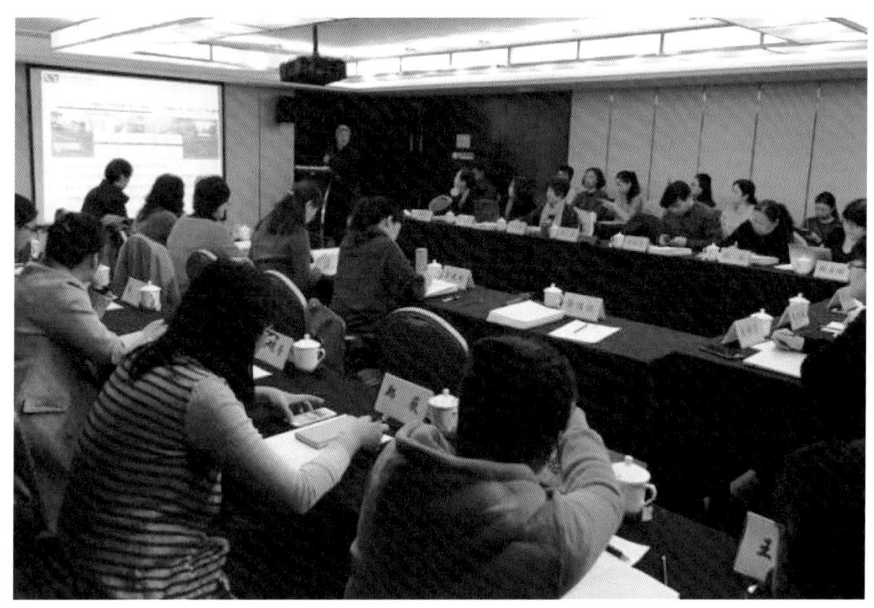

附图 2　2016YFC1000300 项目启动会

（三）高龄产妇妊娠期并发症防治策略研究

2016 年 11 月 3 日，中心领导及项目专员、刘以训院士、乔杰院士、项目负责人及课题参与人员等共同参加了项目启动会（附图 3）。会上就总体项目目标、年度计划、项目产出、协调机制等问题做了介绍，讨论并通过了本项目的内部管理制度，对项目及课题的实施方案、任务分配和财务管理方面进行了详细讨论。

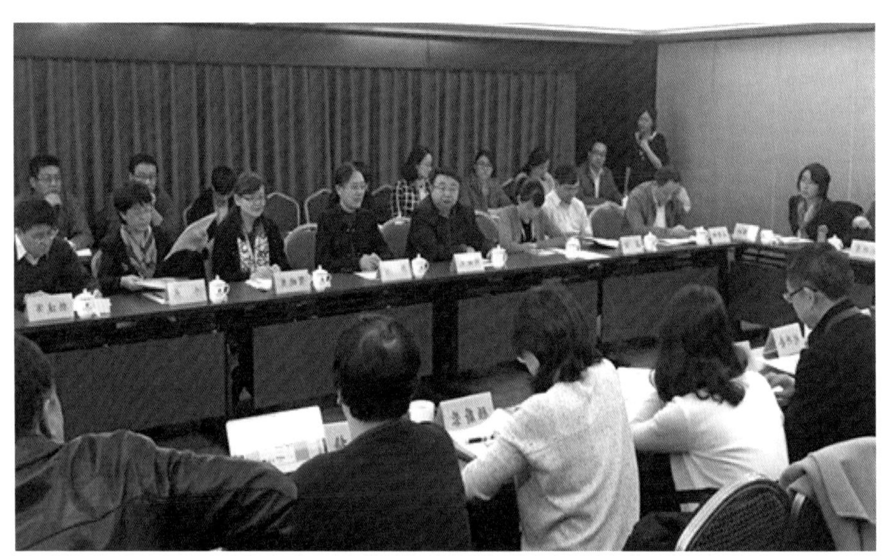

附图 3　2016YFC1000400 项目启动会

（四）中国人群重大出生缺陷的成因、机制和早期干预

2016 年 10 月 10 日，中心领导及项目专员、特邀项目指导专家、项目负责人及课题参与人员等共同参加了项目启动会。会上确定了各个课题组的联系机制，落实了经费分配使用情况，并提出项目启动、管理运行机制，年会制度等问题，确立了成立项目管理办公室、成立项目专家咨询组、建立项目组秘书微信群及项目组的下一步工作计划等，项目启动会被多家媒体报道（附图 4）。

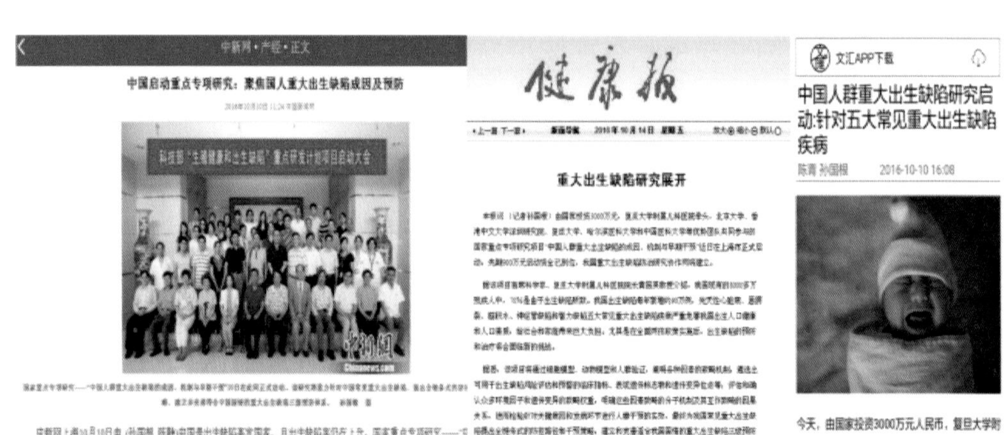

中新网·产经·正文

中国启动重点专项研究：聚焦国人重大出生缺陷成因及预防

中新网上海10月10日电（孙国根 陈静）中国是出生缺陷高发国家，且出生缺陷率仍在上升，国家重点专项研究——“中国人群重大出生缺陷的成因、机制与早期干预”10日正式启动。该研究将致力针对中国常见重大出生缺陷，提出全链条式的防控路径略，建立并完善符合中国国情的重大出生缺陷三级预防体系。

健康报

重大出生缺陷研究展开

文汇APP下载

中国人群重大出生缺陷研究启动:针对五大常见重大出生缺陷疾病

陈青 孙国根

今天，由国家投资3000万元人民币，复旦大学附属儿科医院牵头，北京大学、香港中文大学深圳研究院、复旦大学、哈尔滨医科大学和中国医科

附图 4　2016YFC1000500 项目启动会媒体报道

（五）人类配子发生、成熟障碍与胚胎停育的分子机制

2016 年 12 月，中心领导及项目专员、项目负责人、课题参与人员等共同参加了项目启动会（附图 5）。会上建立了项目负责人、项目专家组和课题负责人联席会议制度。

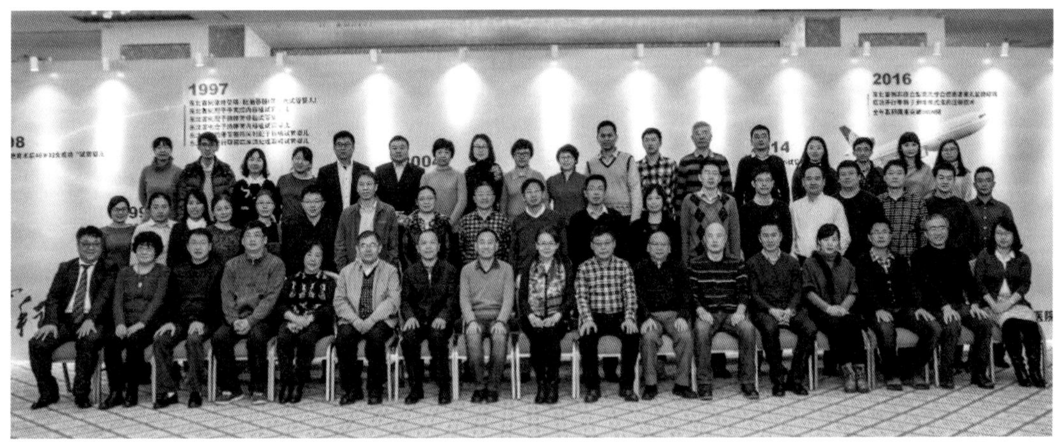

附图 5　2016YFC1000600 项目启动会

（六）常见单基因病及基因组病无创产前筛查及诊断技术平台研发及规范化应用体系建立

2016 年 11 月 9 日，项目负责人、课题参与人员、财务人员等参加了项目启动会（附图 6）。会上成立了项目专家组，对项目研发方向进度进行跟踪指导，成立了由项目课题负责人、项目课题秘书及财务助理组成的协调管理小组，制定了项目管理办法，要求参与单位形成与专项工作配套的稳定的工作团队，定期与研发单位进行工作交流；要求参与公司建立自筹经费独立账户；提出课题年度报告考评制度和财务年度审计制度；建立交流沟通机制、重大事项报告制度等内部管理制度。

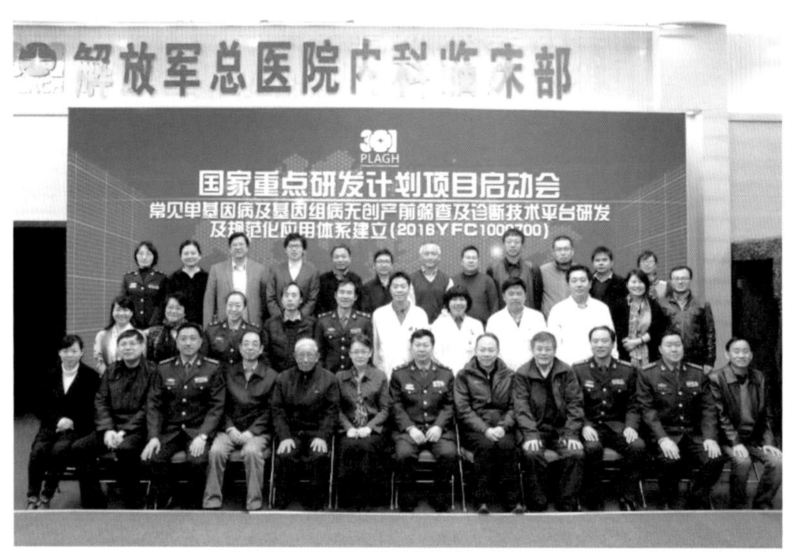

附图 6　2016YFC1000700 项目启动会

（七）出生缺陷组织器官再生修复产品的研发

2016 年 10 月 8 日，项目负责人及主要参加人员、科研管理人员、财务人员等共同参加了项目启动会（附图 7）。会议议题主要为项目的启动和动员，各课题负责人介绍了各课题的任务和计划，会议议定了项目整体规划和管理规程及年度会议的安排，为项目顺利开展奠定了基础。

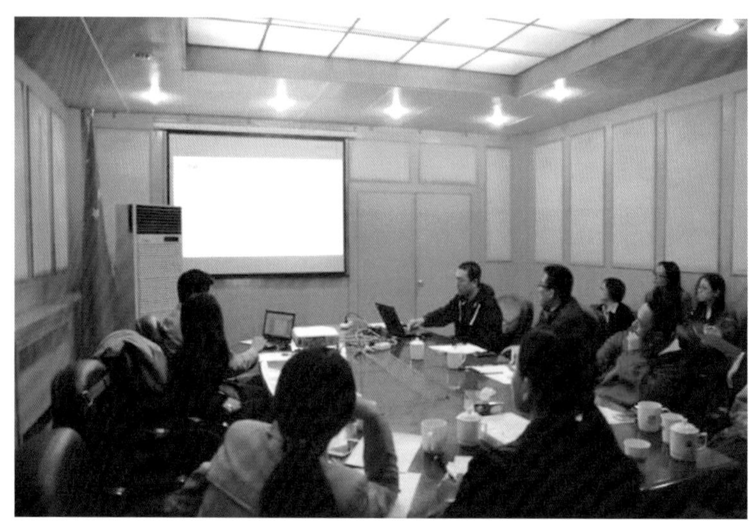

附图 7　2016YFC1000800 项目启动会

（八）避孕节育及兼有治疗作用的新药具研发

2016 年 11 月 12 日，中心领导及项目专员、刘以训院士、项目负责人及主要参加人员、科研管理人员、财务管理人员等共同参加了项目启动会（附图 8）。会上由项目负责人吕扬教授介绍了项目总体任务要求，各课题负责人介绍了各课题的情况和课题任务要求，项目承担单位财务负责人介绍了经费使用和管理规定要求等，成立了专家委员会，负责对项目进行指导和进程监督，宣读了项目组专家委员会委员名单。

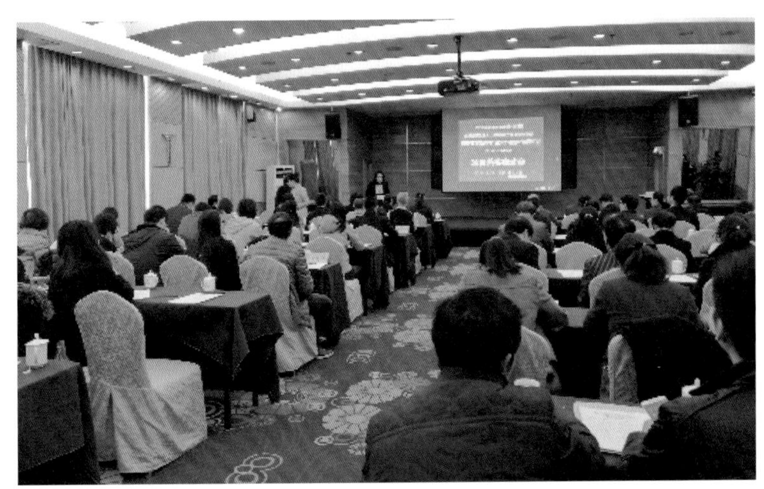

附图 8　2016YFC1000900 项目启动会

二、各项目单位研究推进情况

（一）中国人群辅助生殖人口及子代队列建立与应用基础研究

2016 年 11 月，项目组主办了“INTERNATIONAL FRONTIER FORUMS OF REPRODUCTIVE MEDICINE & 2016 INTERNATIONAL SYMPOSIUM ON CONSTRUCTION AND APPLICATION OF BIRTH COHORT”国际大会，来自美国、丹麦、加拿大、新加坡、韩国、荷兰、中国台湾地区等多个国家和地区的专家学者，以及国际多家著名的国家出生队列代表均与会发言和讨论，本次峰会为近年来全球出生队列研究的一次盛会（附图 9）。

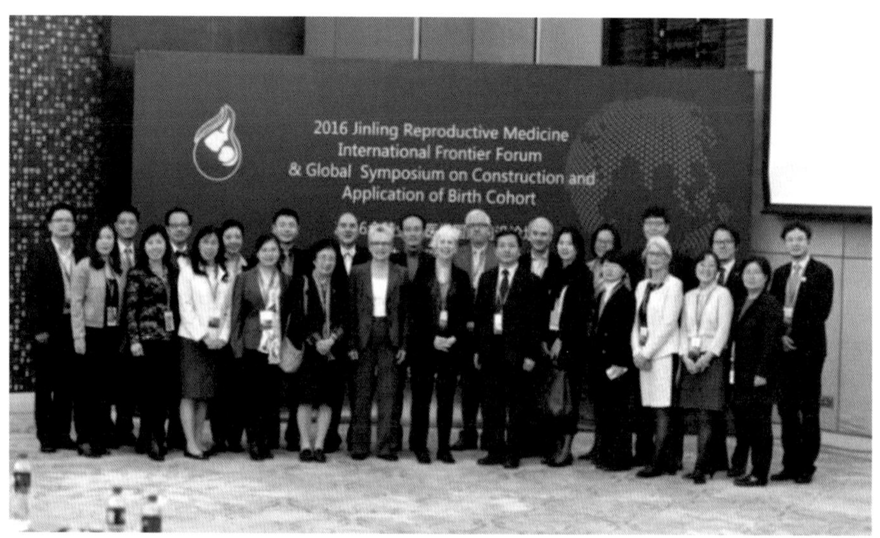

附图 9　全球出生队列建设与应用研讨会

2016—2017 年，项目组织人员前往北京、上海、广州、成都、长沙等全国各家参与单位进行现场督导和质量控制（附图 10、附图 11）。此外，还积极组织各参与单位来南京试点现场进行为期 3 天的系统现场培训，在此过程中对辅助生殖出生队列和自然妊娠出生队列运行 SOP 进一步进行完善和修订。一年来累计组织 10 次现场培训，参加培训人员累计 30 人。

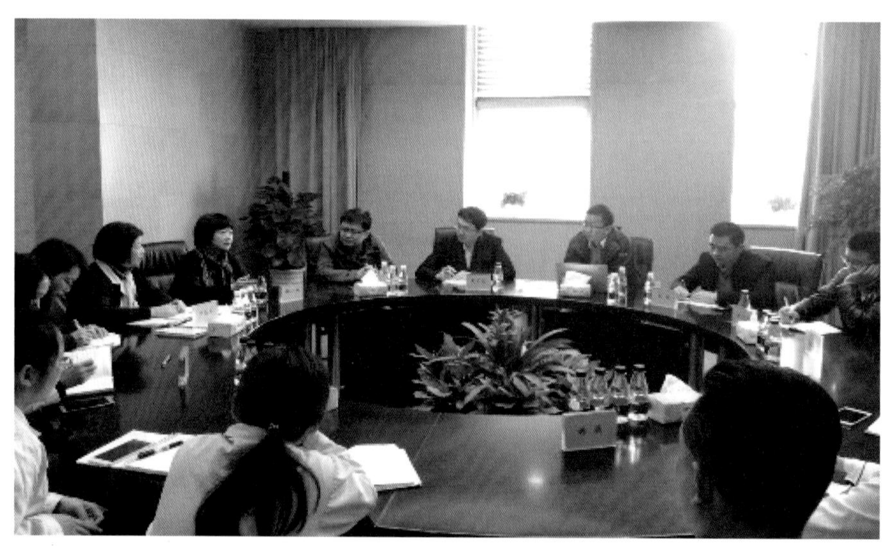

附图 10　四川大学华西第二医院座谈会

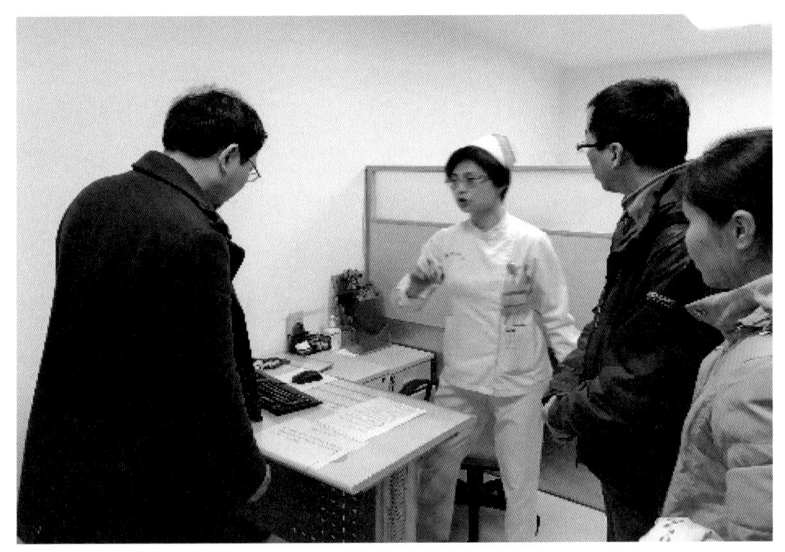

附图 11　国际和平妇幼保健院座谈会

（二）生殖遗传资源和生殖健康大数据平台建设与应用示范

2017 年 1 月和 10 月，项目负责人、课题督察员和相关业务骨干、子课题负责人和骨干等共同参加了下属子课题“辅助生殖技术监测评估系统及加载 DNA 条码的电子《出生医学证明》原型系统的研发和应用”“生殖健康大数据深度分析与安全保障关键技术研发”“妊娠疾病遗传资源及临床资料的收集鉴定与整理整合”课题工作汇报会（附图 12），会上对课题实施方案的技术路线与关键问题进行了论证，探讨了遗传资源收集整合的统一标准问题，明确了具体研发方向，促进成果产出。

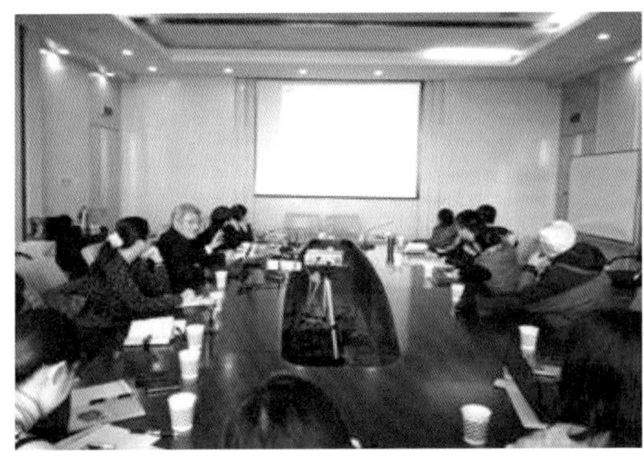

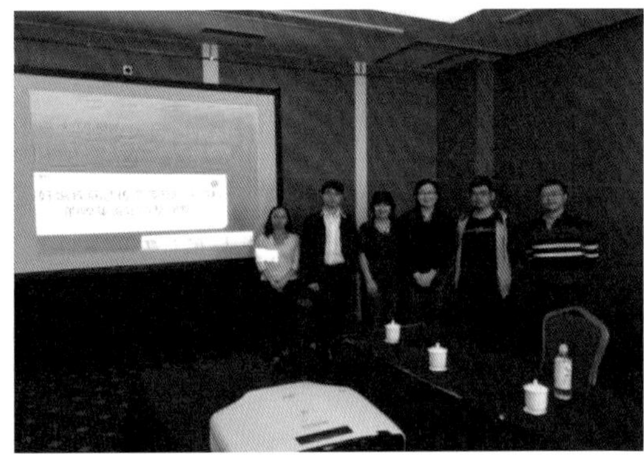

附图 12　2016YFC1000300 课题进展汇报会

（三）高龄产妇妊娠期并发症防治策略研究

2016年12月25日、2017年2月24日、2017年11月18日和2018年1月27—28日，项目组有关成员分别参加了4次工作研讨会（附图13）。会上讨论了临床队列建设的进度安排、纳入标准原则等，解读了科研经费使用政策，确立了项目组的logo和对外整体形象设计（附图14），汇报了年度进展报告及预算执行情况，并就研究中出现的具体问题进行了讨论，会议促成制定完备的项目质控通报制度及共建共享管理制度，对今后项目顺利实施起到了制度保障作用。

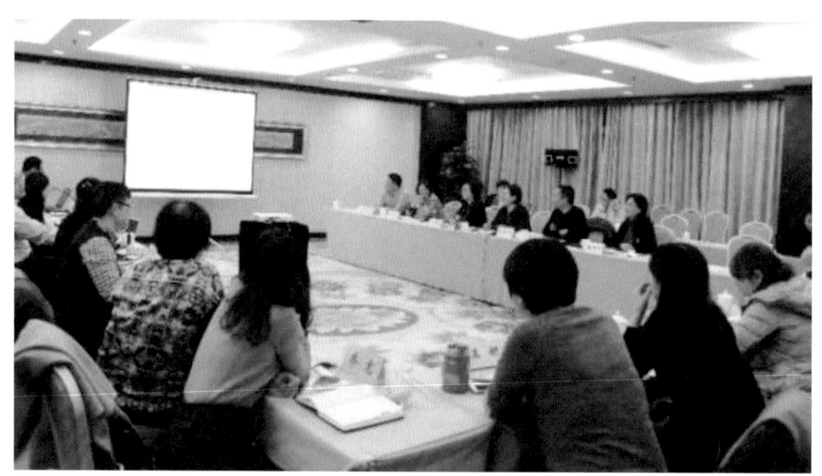

附图13　2016YFC1000400 工作研讨会

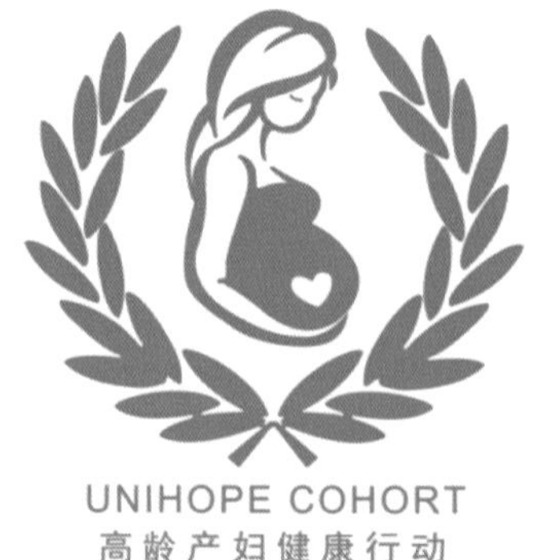

附图14　第二次会议通过的项目 logo

2017年6月30日，项目研究人员参加了开发完成的队列与标本管理综合信息平台培训会（附图15）。项目组设置了层次明晰、职责分明的内部人员结构，通过制定《项目管理及质控制度》（附图 16）及《共建共享管理制度》等制度来实现课题间协同管理，通过评选模范课题单位、分享经验等活动，促进课题间深度沟通、学习交流。

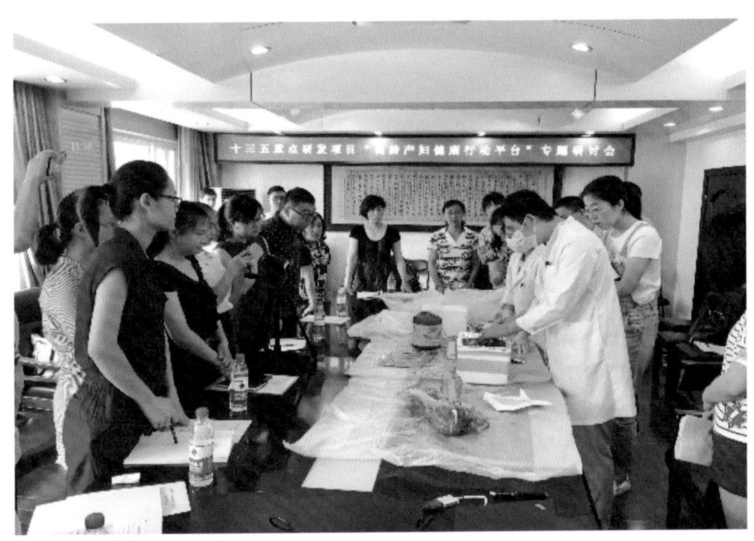

附图 15　项目组平台培训会

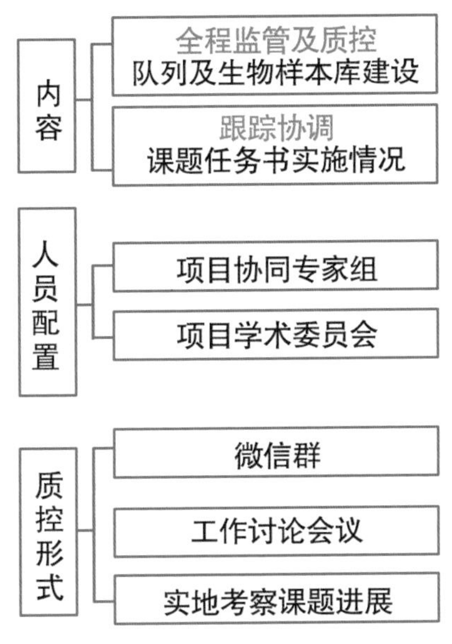

附图 16　项目管理及质控制度

（四）人类配子发生、成熟障碍与胚胎停育的分子机制

2017 年 4 月和 12 月，项目组全体研究人员和专家组成员共同参加了项目工作交流和检查评估（附图 17、附图 18）。

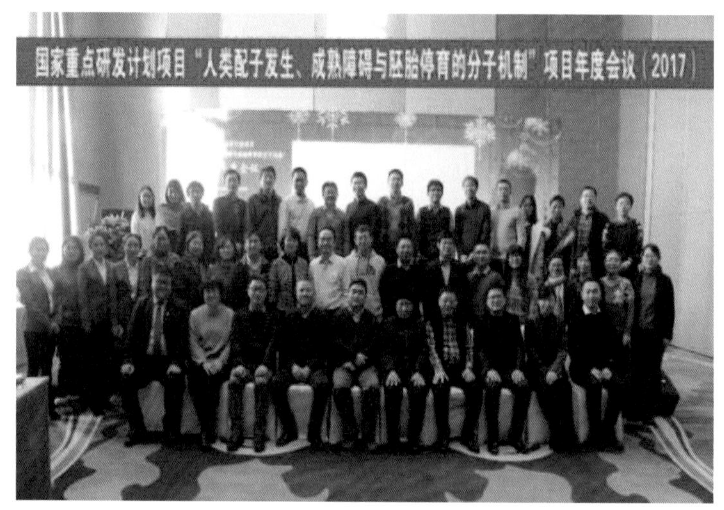

附图 17　2017 年 4 月项目年度交流会

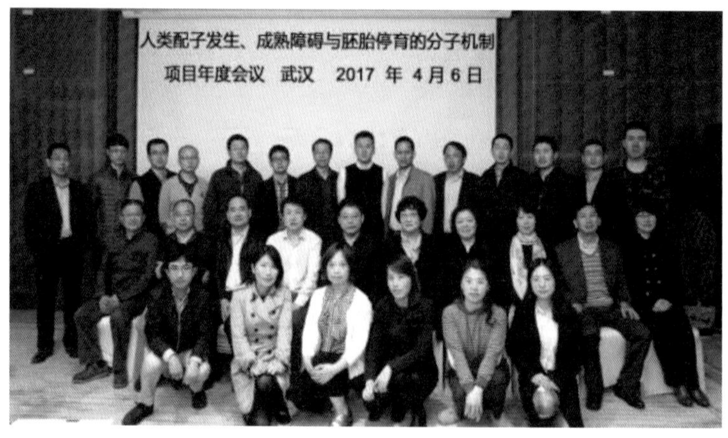

附图 18　2017 年 12 月项目年度总结会

2016 年 12 月 24—31 日和 2017 年 4 月 20—25 日，项目组分别在中国科学技术大学和中南大学干细胞与生殖工程研究所举办了样本收集人员培训，培训班介绍了样本收集、处理、运输和管理等相关标准、方法和要求（附图 19、附图 20）。

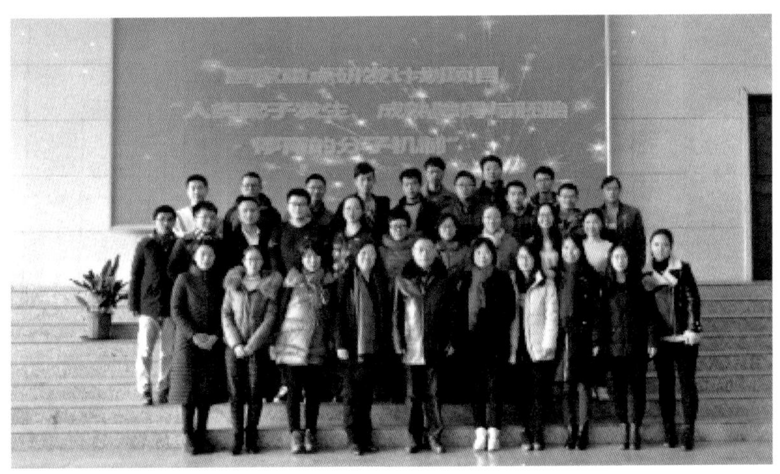

附图 19　2016 年 12 月样本收集第一轮培训班

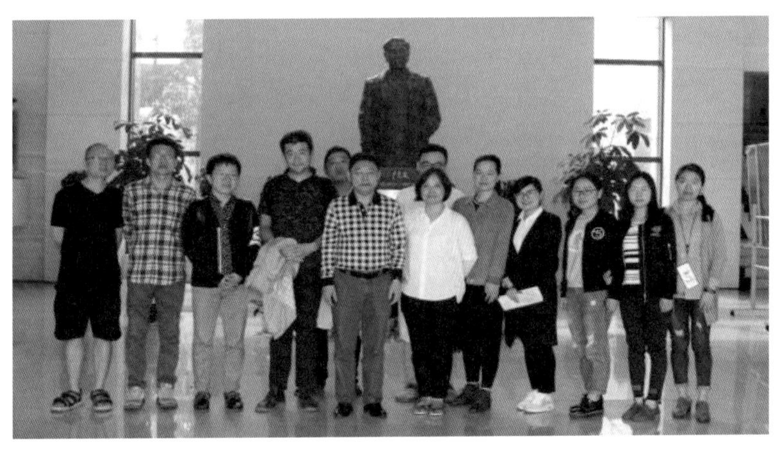

附图 20　2017 年 4 月样本收集第二轮培训班

（五）常见单基因病及基因组病无创产前筛查及诊断技术平台研发及规范化应用体系建立

2016—2017 年，项目牵头单位开展与参与单位之间的核心技术研发交流会共计 15 次，分别针对各参与单位的核心技术及研发进度进行沟通，各课题沟通交流了任务实施过程中遇到的困难，参观访问了每个参与单位及实验室（附图 21）。项目组于 2017 年 6 月 24 日召开了年中总结会，于 2017 年 11 月 10 号召开年度总结会，就项目的总体目标及考核指标实现程度、项目组织实施及管理运行情况，以及人员、资金等支撑条件落实情况进行总结汇报。

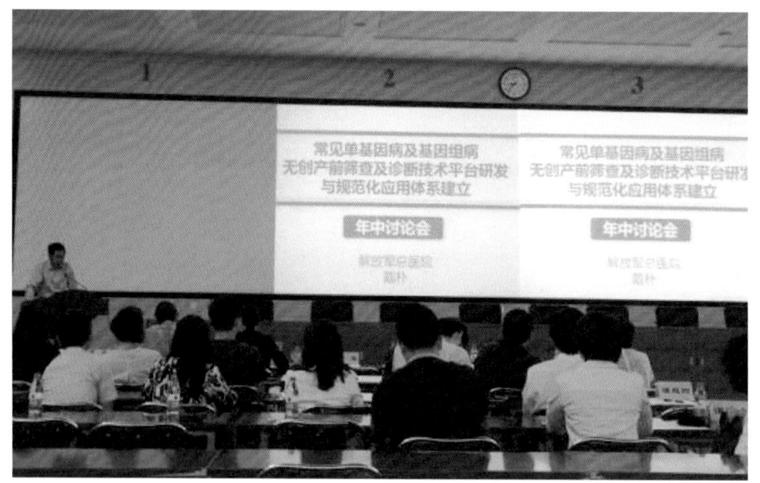

附图 21 课题进展汇报会

（六）出生缺陷组织器官再生修复产品的研发

2017 年 6 月 7 日，各课题组长、骨干等共同参加了项目年中推进会。会上对项目开展以来的进展情况进行了梳理，着重解决项目执行过程中出现的的问题，及时解决了项目推进过程中的问题，推进各课题之间的沟通协作。及时解决了项目推进过程中的问题，有效保障了项目的顺利进行。

2017 年 10—11 月，各课题组分别在各课题承担单位召开了本课题年度推进会（附图 22）。会上讨论解决了课题执行过程中的具体问题，保障了项目的顺利进行。

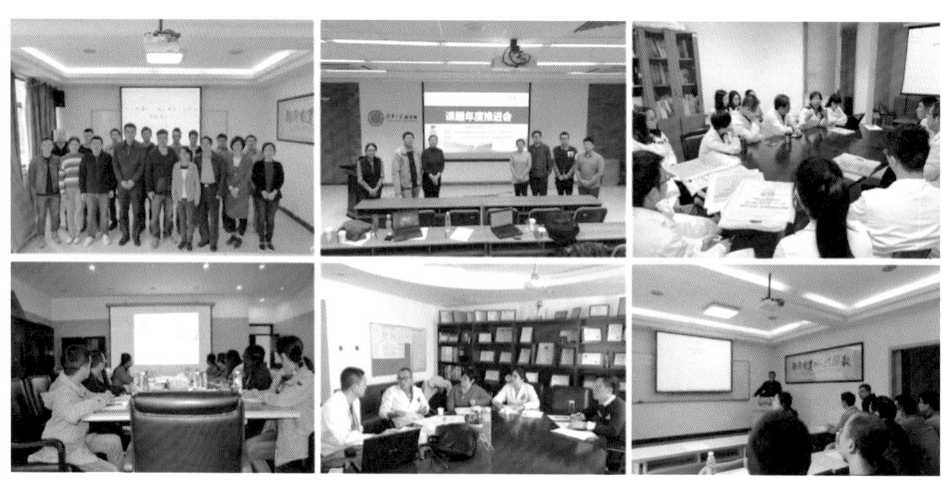

附图 22 各课题组 2017 年度会议

（七）避孕节育及兼有治疗作用的新药具研发

2016 年 11 月 12 日，项目组召开了 18 家参加单位的项目实施落实会（附图 23）。会议就整体项目、课题、各课题间的协作、课题内部的任务分工、课题的管理等内容进行了讨论和沟通，落实并确认了“项目—课题—任务”的分工和协作内容，为全面完成项目预期考核指标达成共识。项目承担单位财务负责人介绍了专项经费使用与管理规定要求。会后，项目组与各课题组就任务目标进行了充分的讨论，课题参与单位与课题承担单位签订了课题任务书。与此同时，利用新媒体手段，分级建立了项目、课题的微信联络群，为项目、课题统筹管理及科技人员交流协作提供了重要手段与载体。

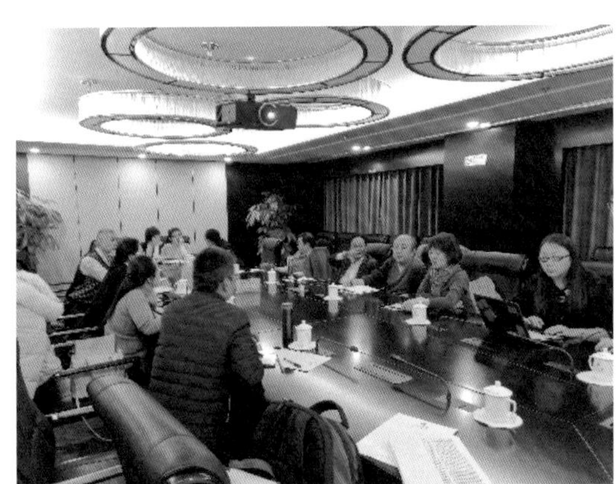
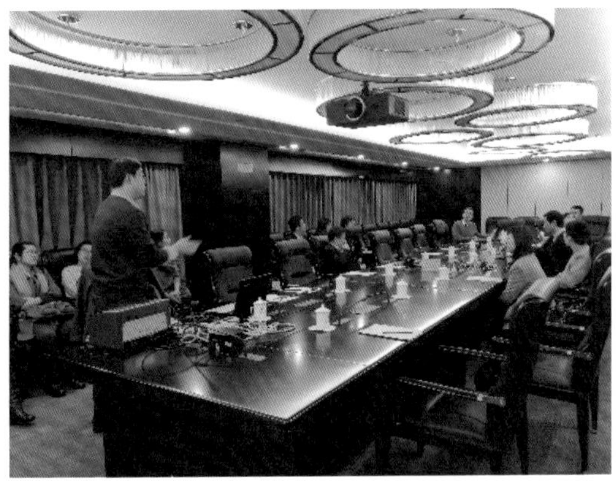

附图 23　项目实施落实会

2017 年 4 月 15 日，项目组召开了项目组内部的阶段研究进展总结交流会议，以课题为单位进行了课题研究内容进展汇报，项目组对照任务书的预期任务目标进行了内部的监督自查（附图 24）。

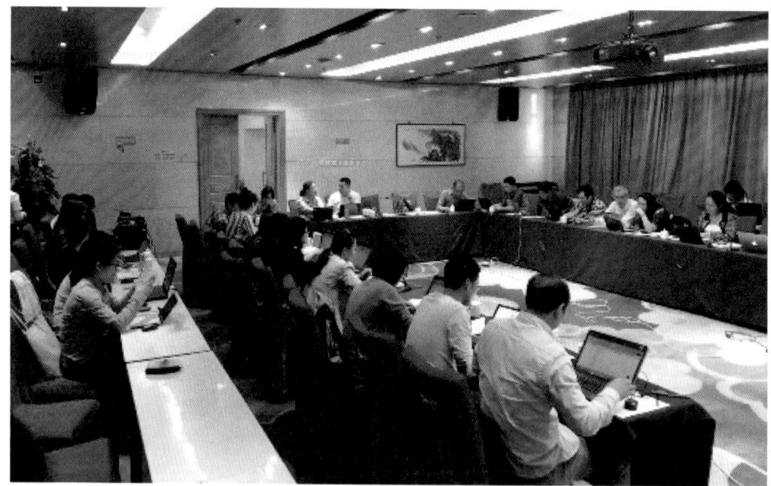

附图 24　项目监督自查会